"十四五"国家重点出版物出版规划项目

国家临床医学研究协同创新战略联盟权威推荐

健康中国·疾病管理丛书

老年共病的衰弱失能评估和康复

管理手册

主编 范利 曹丰

U0288933

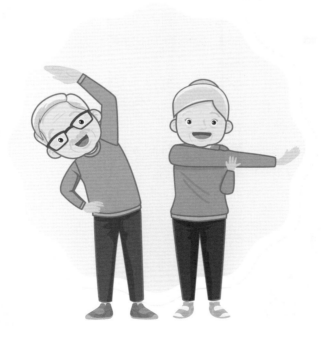

科学技术文献出版社

SCIENTIFIC AND TECHNICAL DOCUMENTATION PRESS

·北京·

图书在版编目（CIP）数据

老年共病的衰弱失能评估和康复管理手册 / 范利，曹丰主编. —北京：科学技术文献出版社，2024.4

ISBN 978-7-5235-1156-5

Ⅰ. ①老… Ⅱ. ①范… ②曹… Ⅲ. ①老年病—防治—手册 ②老年病—康复—护理—手册 Ⅳ. ① R592-62 ② R473-62

中国国家版本馆 CIP 数据核字（2024）第 019077 号

老年共病的衰弱失能评估和康复管理手册

策划编辑：蔡　霞　邓晓旭　责任编辑：帅莎莎　责任校对：张吲哚　责任出版：张志平

出　版　者	科学技术文献出版社
地　　　址	北京市复兴路15号　邮编　100038
编　务　部	（010）58882938，58882087（传真）
发　行　部	（010）58882868，58882870（传真）
邮　购　部	（010）58882873
官 方 网 址	www.stdp.com.cn
发　行　者	科学技术文献出版社发行　全国各地新华书店经销
印　刷　者	北京地大彩印有限公司
版　　　次	2024 年 4 月第 1 版　2024 年 4 月第 1 次印刷
开　　　本	710×1000　1/16
字　　　数	136 千
印　　　张	13
书　　　号	ISBN 978-7-5235-1156-5
定　　　价	59.80元

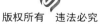

健康中国·疾病管理丛书
编委会

名誉主编

赵玉沛

编　　委（按姓氏笔画排序）

马　丁	马长生	马良坤	王　刚	王小平	王拥军
王明贵	申昆玲	宁　光	乔　杰	刘志红	刘俊涛
杜奕奇	李　蓉	李兆申	李凌江	杨　帆	吴开春
佟仲生	张冬莹	张伟丽	张陈平	张澍田	陆　林
陈　旭	陈　彪	陈吉华	陈香美	范　利	林　红
周后德	周学东	周智广	郑劲平	赵继宗	郝希山
胡文杰	侯凡凡	施　红	奚　桓	高树庚	唐北沙
曹　丰	曹　彬	梁　敏	董建增	董碧蓉	蔡　军
樊代明					

编委会办公室

主　　任　张澍田

副 主 任　尤　红　孔媛媛

秘　　书　刘　茉　焦　月　王　沛

《老年共病的衰弱失能评估和康复管理手册》
编委会

主　编

范　利　曹　丰

副主编

胡亦新　彭　楠　惠海鹏

编　委（按姓氏笔画排序）

于志盟　马虹颖　王　芳　王亚斌　王晓媛　左　婧

刘　霖　刘传斌　刘英华　刘金炜　孙　婷　孙沙沙

阴大伟　李冬梅　李苏雷　杨　宁　肖文凯　吴东辉

邹　晓　邹　琳　冷文修　张　莹　陈　超　陈孟莉

卓娅·买买提乌斯满　周　萱　赵　婷　赵　静

胡丹华　胡梦梦　徐　虎　高　伟　高　畅　高凌根

黄世伟　曹梦宇　章　欣　蒋　敏　舒刚明

秘　书

邹　琳　王亚斌　杨　宁

健康中国·疾病管理丛书
总序

　　健康是促进人的全面发展的必然要求，是人生命之所系，是全体人民的最大财富。一人健康是立身之本，人民健康是立国之基，对中国极具现实和长远意义。习近平总书记在全国卫生与健康大会上强调，没有全民健康，就没有全面小康，要把人民健康放在优先发展战略地位，努力全方位全周期保障人民健康。为积极应对当前突出健康问题，采取有效干预措施，进一步提高人民健康水平，中共中央、国务院制定《"健康中国2030"规划纲要》，从"五位一体"总体布局和"四个全面"战略布局出发，对当前和今后一个时期更好保障人民健康做出了制度性安排。党的二十大再次强调推进健康中国建设，明确指出人民健康是民族昌盛和国家强盛的重要标志，把保障人民健康放在优先发展的战略位置。

　　习近平总书记在科学家座谈会上将"面向人民生命健康"列为科技工作的"四个面向"之一，为我国医学科技工作提供了根本遵循。历史和现实都充分证明，卫生健康事业发展必须依靠科技创新的引领和推动，保障人类健康离不开科学发展和技术创新。在中国科学院第十九次院士大会、中国工程院第十四次院士大会上，习近平总书记提出，中国要强盛、要复兴，就一定要大力发展科学技术，努力成为世界主要科学中心和创新高地。党的十八大以来，为推动医药卫生科技事业发展，我国着力完善国家创新体系，国家临床医学研究中心作为国家级科技创新基地形成系统布局，在集聚医学创新资源、优化组织模式等方面发挥了积极作用，是卫生与健康领域贯彻落实全国科技创新大会精神的重要举措，整体推进了我国医学科技发展、加快了医学科技成果临床转化和普及推广。

科技创新是科学普及的源头所在，科学普及是科技创新成果的最广泛转化，开展科普可极大推动科研的进步与创新。习近平总书记强调，"科技创新、科学普及是实现创新发展的两翼，要把科学普及放在与科技创新同等重要的位置。"健康中国战略提出，科学普及健康知识，提高全民健康素养水平，是提高居民自我健康管理能力和健康水平最根本、最经济、最有效的措施之一。

为进一步加强健康科普内容的开发与传播力度，提升民众健康素养，促进科技创新，由科技部、国家卫生健康委、中央军委后勤保障部和国家药监局等部门牵头，国家临床医学研究协同创新战略联盟秘书长单位（首都医科大学附属北京友谊医院）组织，联合各国家临床医学研究中心编写出版"健康中国·疾病管理"丛书。

丛书充分发挥各国家临床医学研究中心的特色及学科优势，由多名院士、院长及知名专家领衔编写，聚焦人民群众常见的健康及疾病问题，以常见病种为单位，独立成册。每本书深入浅出地从预防、诊断、治疗、康复和问答等五个方面介绍了疾病相关知识，使读者可以充分了解疾病，建立科学健康观念，做到疾病的早预防、早发现、早诊断、早治疗，改善疾病预后，延长健康寿命年，更好地享受健康幸福生活。丛书注重科学性、实用性及原创性，力争成为国家临床医学研究中心彰显前沿、科学、权威形象的重要窗口以及公众获取健康科普知识的有效渠道。

未来，各国家临床医学研究中心将不断编写分册，纳入更多疾病种类，使更多读者受益。希望相关机构可以紧追信息化时代潮流，利用移动端、电视、广播、互联网等平台，广泛促进"健康中国·疾病管理"丛书在学校、社区及农村的传播，多层次、多渠道地惠及广大公众，帮助其树立科学、先进的健康理念，掌握科学的健康方法和知识，推动健康科普知识的全民普及，共享科技发展成果。

本丛书凝聚了各国家临床医学研究中心、各位专家学者和科技工作者的智慧、经验和汗水，借此机会向你们致以衷心的感谢和诚挚的敬意！站在中国发展进程的关键时期，我们迎来"十四五"规划的新征程。

"十四五"是我国开启全面建设社会主义现代化国家新征程的第一个五年，更是推动我国科技创新及卫生健康事业高质量发展的重要历史机遇期。希望医学科普工作立足前沿，坚持发展创新，为推动健康中国建设、实现中华民族伟大复兴的中国梦贡献更大的力量！

科技部社会发展科技司

2023 年 2 月

健康中国·疾病管理丛书
推荐序

2021年3月，习近平总书记在福建省三明市调研时指出，健康是幸福生活最重要的指标，健康是1，其他是后面的0，没有1，再多的0也没有意义。"健康是1"彰显了中国共产党始终不变的"为中国人民谋幸福，为中华民族谋复兴"的初心使命，饱含着以习近平同志为核心的党中央"始终把人民生命安全和身体健康放在第一位"的深沉真挚的人民情怀。

为进一步科学普及健康知识，提高全民健康素养水平，由科技部、国家卫生健康委、中央军委后勤保障部和国家药监局等部门牵头，国家临床医学研究协同创新战略联盟秘书长单位（首都医科大学附属北京友谊医院）组织，联合各国家临床医学研究中心编写"健康中国·疾病管理"丛书。

丛书由各领域知名专家领衔编写，聚焦人民群众常见的健康问题，根据常见病种分类独立成册，充分发挥各国家临床医学研究中心的特色及学科优势，从预防、诊断、治疗、康复和问答等五个方面介绍疾病相关知识，使读者可以充分了解疾病，树立健康观念，做到早预防、早发现、早诊断、早治疗，为改善疾病预后、延长健康寿命年提供了重要参考。

丛书凝聚了各国家临床医学研究中心及各位专家学者的智慧、经验和汗水，在此向你们致以衷心的感谢和崇高的敬意！站在"两个一百年"的历史交汇点上，相信医学科技工作者能够立足前沿，坚持发展创新，为推动健康中国建设、实现中华民族伟大复兴的中国梦贡献智慧和力量！

中华医学会会长

中国科学院院士

北京协和医院名誉院长

2023 年 2 月

前　言

随着人口老龄化进程的加快和人口平均预期寿命的延长，老年人的多种慢性疾病共存（共病）、衰弱失能问题日益突出，三者相互影响，不仅严重影响老年人的生活质量，导致社会医疗费用的增加，甚至增加老年人的死亡风险，因此，帮助老年人尽量维护功能，延缓失能的发生，是全球性的热点话题。《国务院关于实施健康中国行动的意见》已经把降低65岁以上人群老年失能患病率作为重要目标之一。为此，国家老年疾病临床医学研究中心（解放军总医院）结合国际、国内老年医学领域专家的最新研究成果，从我国的实际出发，组织专家讨论、编写了《老年共病的衰弱失能评估和康复管理手册》，旨在帮助更多的老年人科学管理共病，掌握衰弱和失能的基本概念及与共病的相互关系，从而降低老年人发生失能的风险，提高生活质量，延长预期寿命。

很多老年人患有多种慢性疾病，多种疾病共存可能严重影响机体功能，引起衰弱和失能。老年人一旦发生衰弱失能，不仅生活痛苦，也会给家庭和社会带来沉重的负担。全面了解衰弱失能及其发生的原因，能够帮助家庭更好地照护老年人，减缓老年人的功能降低。因此，编者在本书中为老年人及其家属介绍了什么是衰弱和失能，以及衰弱和失能与老年人所患疾病之间的关系和相互影响，如何评估衰弱失能，以期更清楚地判断老年人的身体功能状态，并希望通过本书的撰写，指导老年人自身或其家属预防衰弱失能的发生和进展。此外，本书还介绍了运动训练、营养支持、心理和社会支持等改善身体功能状态的方法，预防衰弱失能的发生和发展，并对陪护方式做了详细的科学普及和指导。

希望本书能让老年人和照护人员对身体和功能状况有更清楚的认识，提供专业医生指导下的评估和帮助，避免或延缓衰弱失能的发生发展，提高生活质量，真正让每一位老年人实现"主动健康"的目标。

范利　曹丰

目 录 ·················· CONTENTS

第一章
认识老年共病、
衰弱和失能

随着人口老龄化进程的加快和人口平均预期寿命的延长，我国进入高龄化社会，老年人的失能问题日益突出，失能及半失能老年人口数量不断增长。老年人健康维护目标是维持功能，保证良好的生活质量。为此，作为推动我国新时期健康事业发展的行动纲领，《"健康中国 2030"规划纲要》强调了全民健康是建设健康中国的根本目的，并要立足于全人群和全生命周期这两个着力点。同样，在健康老龄化中国方案的内涵中，维护健康公平和贯穿全生命周期的视角也贯穿于其核心理念。增龄不仅导致器官衰老、多种慢性疾病共存、精神心理及社会角色的变化，也使老年人的躯体和脏器储备功能发生减退，导致衰弱的发生风险增加。老年共病、衰弱失能相互影响，增加不良预后的风险。因此，认识老年人共病、失能和衰弱的基本概念和相互关系，对于早期识别老年人发生衰弱和失能的风险，合理管理共病，从而提高老年人的生活质量，延长老年人的寿命具有重要意义。

什么是衰老和健康老龄化

衰老是指身体功能随着时间的推移而衰退，是人们不可避免的生理现象。衰老的特点是逐渐丧失生理结构和机体功能的完整性，增加机体受损和死亡的概率。人体衰老过程中的生理变化主要表现为组织细胞和组成物质的丢失、机体代谢率变慢、器官功能减退等。

为了积极应对人口老龄化，稳步延长健康预期寿命，一直以来世界卫生组织（World Health Organization，WHO）长期提倡健康老龄化的理念，在人口老龄化战略领域发挥了重要的引领作用。健康老龄化概念最初于 1987 年 5 月在世界卫生大会上被提出，并在 1990 年世界老龄大会上被 WHO 作为应对人口老龄化的一项发展战略。2015 年 10 月，WHO 发布了《关于老龄化与健康的全球报告》。在报告中，健康老龄化更加强调老年人在行动能力和社会功能上的健康，包括内在能力和功能发挥两个维度。其中内在能力指个体以基因遗传为基础、受个体特征影响的生理与心理健康功能的整合；功能发挥则是老年人内在能力与环境互动以实现个体价值的过程，这里的环境既包括家庭环境、居住环境、人际关系等，也包括社会观念、公共政策等宏观环境。

在借鉴国际共识和结合我国自身情况的基础上，我国提出了"健康中国 2030"战略，以全民健康为根本目的，以期实现提升老年人的寿命质量，减轻慢性疾病所带来的影响；完善整合型老年医疗卫生服务体系，保证老年人能够得到有效的健康服务；建立适应我国国情的长期照护体系，针对失能和半失能老年人，在协调家庭、社区卫生医疗机构和私人机构合作关系的基础上，构建长期持续性的照护体系；建

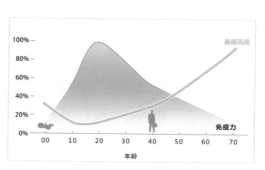

老年人衰老变化示意图

立老年友好环境，从城乡、社区到家庭等多个层次着手，将老年友好城市的建设与老年友好社区、老年友好家庭的构建相联系；提高对于健康老龄化的测评和监督水平的目标。

老年共病的概念是什么？危害有哪些

对于老年人而言，"活得久了"并不代表"活得更好了"。虽然现有的老年人比过去更加长寿，但他们是否变得更加健康才是问题的关键。老年共病的概念最早于 1970 年由 Feinstein 教授等首先提出，是指老年人同时合并 2 种或 2 种以上的多种慢性病的情况，简称为共病、多种慢性病共存或多病共存，疾病之间可以相互关联，相互伴随，也可以是平行关系。

常见的慢性病包括老年人常见疾病，如高血压、糖尿病、冠状动脉粥样硬化性心脏病（简称冠心病）等；老年人特有的老年综合征或老年问题，如抑郁、阿尔茨海默病、尿失禁、衰弱、营养不良等；另外，

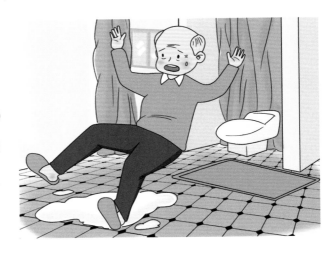

精神心理问题和成瘾等也可以与其他疾病构成共病。这些共病之间可以相互联系，也可以互相平行。

最近的流行病学资料显示，我国 60 岁以上老年人最常见的共病依次为风湿病（如关节炎）、高血压、消化系统疾病、心脏病、慢性肺疾病、高脂血症、慢性肾脏病、糖尿病或糖耐量异常、哮喘、肝病和脑卒中。而 65 岁以上住院患者中居前五位的主要诊断疾病依次为恶性肿瘤（37.18%）、高血压（36.69%）、缺血性心肌病（29.18%）、糖尿病（20.75%）、脑血管疾病（13.19%），其中缺血性心肌病和恶性肿瘤住院患者的患病人数年均增长速度最快。

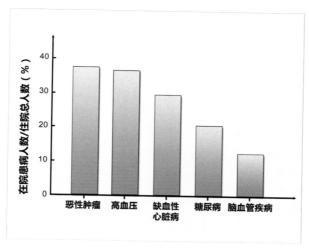

我国 65 岁老年住院患者主要诊断疾病构成比

随着年龄的增长，老年患者发生共病的概率和种类显著增加。有研究报道，到 65 岁的时候，80% 以上的患者存在老年共病，75 岁以上的患者中，接近 10% 的患者存在 6 种甚至更多种类的共病，半数患者因慢性病导致了一种以上的功能障碍。这些慢性病或慢性医疗状况包括躯体疾病、老年综合征或精神方面的问题。

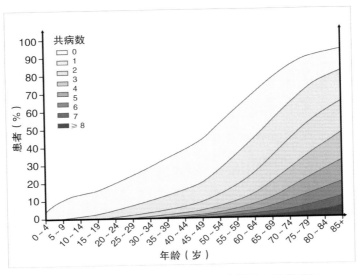

随着年龄的增长，老年患者发生共病的概率显著增加

随着社会老龄化进程的加速，慢性病尤其是共病的存在已成为严重影响老年人生活质量的主要原因。有临床研究提示，共病种类越多，病情越重，生活质量也越差，尤其是心血管系统疾病与呼吸系统疾病组合的人群，其生活质量下降十分明显，这可能与两类疾病对生活质量的负面影响具有显著的协同作用有关。

老年共病的存在使医疗决策变得困难，可造成多重用药，由于老年人特殊的药代学和药效学特点，以致一些药物在老年人中更容易出现药物不良反应，甚至出现治疗不连续、过度医疗等医源性的问题，最终导致老年患者疗效差、预后差，影响生活质量，缩短预期寿命。因此，关注老年人的共病、失能和衰弱问题是现代老年医学的重点。

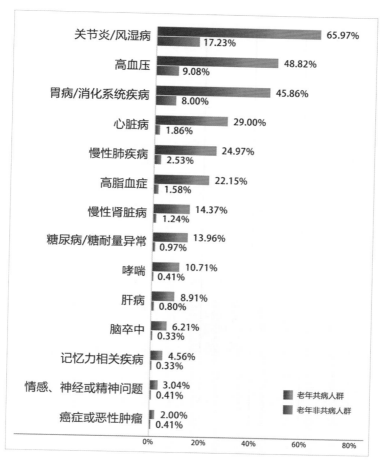

我国 60 岁以上老年人最常见的共病种类

老年共病有哪些危险因素

老年共病影响了半数以上的老年人，年龄增长是主要的危险因素，患病率随着年龄的增长而增加，尤其在女性和社会底层人群中的患病率较高。其他常见的危险因素主要包括高血压、骨质疏松、高脂血症、肥胖和超重。另外，亦有研究提示社会地位低、经济落后、吸烟也是老年共病的危险因素。针对已知风险因素（尤其是肥胖和吸烟）的预防措施可以减轻未来的老年共病负担。但是，即使考虑到已知的危险因素，在老年共病的发展中仍然存在主要的社会经济不平衡现象。如果要减轻日益严重的老年共病负担，就必须加强社会健康管理和提供有效的医疗护理服务。

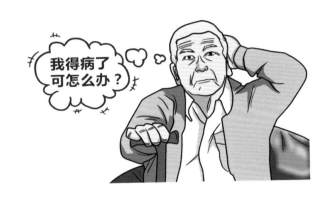

老年衰弱的病因及其危害有哪些

衰弱是由年龄的增加，多系统储备功能减退而导致的反应能力、抵抗能力降低的老年综合征。衰弱包括 3 个方面：躯体衰弱、认知衰弱、社会衰弱。其表现为身体活动能力减退，谵妄，痴呆，与外界联系减少。

衰弱的发展是机体储备能力进行性下降的过程，衰弱也是可以防治的。如果能够对衰弱老年人进行早期识别，尽早进行运动锻炼、补充营养、管理慢性病、认知训练、用药筛查、社会支持等综合干预，即能够有效延缓甚至逆转衰弱的发展，从而保持甚至改善老年人的运动能力、生活自理能力，提高老年人的生活质量，减轻对社会和家庭的负担。

衰弱往往是一系列慢性疾病、一次急性事件或严重疾病的后果。遗传、高龄、营养不良、肌肉力量下降、活动能力减退、跌倒、疼痛、多病共存、多重用药、睡眠障碍、焦虑和抑郁、认知障碍、自我照顾能力降低、不良的生活方式、文化程度低、经济状况差、未婚及独居等均是衰弱的危险因素，可促进衰弱发展。

1. 遗传：衰弱受遗传因素影响，衰弱在不同种族患病率不同，基因多态性可能与衰弱相关。

2. 增龄：随着年龄的增长，老年人的身体功能不断退化，机体对抗外界压力的能力就会变弱，由于机体无法恢复稳态，造成不良健康后果的风险也随之而来，因此容易发生衰弱。

3. 躯体疾病：心脑血管疾病、肾脏疾病、糖尿病、肿瘤等慢性疾病，以及人类免疫缺陷病毒感染、手术等均可促进衰弱发生。当多病共存时，健康缺陷积累，更易诱发并加重衰弱。

4. 精神心理状态：焦虑、抑郁情绪可增加衰弱的发生。

5. 药物：多重用药在老年人群中普遍存在，可增加老年人衰弱的风险。某些特定药物，如抗精神病药物等，已被证实与衰弱发生相关；不恰当地使用药物，如过度使用质子泵抑制剂

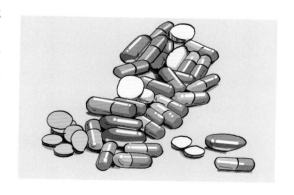

等，可能引起维生素 B_{12} 缺乏、钙吸收减少，从而增加骨折及衰弱的风险。

6. 营养状况：营养不良和摄入营养素不足的老年人，肌肉无力、跌倒、骨折等风险增加，衰弱的发生率明显增加。

此外，不良生活方式、受教育少、经济状况较差、未婚、独居及社会地位低等均可促进衰弱的发生。

衰弱的老年人受到外界较小刺激即可导致跌倒、失能、死亡等多种不良事件发生的风险增加。衰弱老年人住院如不能得到适当处理，往往会使其住院时间延长，甚至使死亡率显著增加。

衰弱使个体脆弱性增加，保持自我内在平衡的能力下降。它可影响多个器官系统，外界较小的刺激即可导致显著的、不成比例的健康状况的改变，如从活动自如到容易跌倒，从生活自理到不得不依靠他人，或者从头脑清楚到精神异常，严重影响老年人生活质量。

衰弱老年人往往有易疲劳、不明原因体重下降、握力降低、行走速度减慢等表现，其身体活动能力明显下降；平衡功能及步态受损也是衰弱的主要特征，因而跌倒、骨折等风险显著增加；谵妄也是老年衰弱的表现，即老年人可能表现为认知的波动性变化，如幻觉、妄想、狂躁等，严重影响其社会活动参与能力，使其与外界联系减少；有些衰弱老年人表现为反复感染、慢性疾病急性发作频率增加等，进而导致老年人反复住院、住院时间延长，甚至导致死亡率增加。

此外，衰弱也是引起老年失能最重要的危险因素，且衰弱与失能、多病共存可相互恶化。衰弱和失能给老年人带来的不仅仅是身体上的痛楚与心理上的负担，由其引发的一系列健康、心理问题又可进一步加重衰弱和失能程度，形成恶性循环。

失能的病因及其对老年人的危害有哪些

失能是指由意外伤害或疾病导致身体或精神上的损伤，导致生活或社交能力的减退或丧失。由于疾病、衰老等各种原因导致部分或完全丧失生活自理能力（如起居、穿衣、进食、大小便控制、洗澡等）的老年人称为失能老年人。

2016年第四次中国城乡老年人生活状况抽样调查结果显示，全国失能、半失能老年人约为4063万人，占老年人口的18.3%。

目前通常采用日常生活活动量表对老年人是否失能进行界定，即每天必须反复执行独立生活的最基本和最常见的身体运动，包括进食、穿衣、上下床、洗澡、如厕及大小便控制6项指标，每项分为"没有困难""有困难但仍可以完成""有困难需要帮助""无法完成"4个级别，其中只要有1项选择"有困难需要帮助"或"无法完成"即判定为失能，否则为非失能。

老年人的健康状况随着年龄增长逐渐恶化，身体功能下降导致日常生活自理能力也快速下降，提前干预可在一定程度上延缓失能的发生，社会应加大对失能老年人的关注力度，采取专业性和实际性的措施降低老年人的失能水平，提升老年人的生活质量。

失能是老年人体力与脑力的下降和外在环境综合作用的结果，人口统计学特征因素（如性别、年龄、居住方式等）、自身疾病状况、生活方式（如锻炼、吸烟等）、认知与情绪状况（如抑郁）等，是老年人失能的主要危险因素。

1. 人口统计学特征：老年人失能的发生率随年龄的增长而逐渐增加；女性的失能发生率大约为男性的 1.3 倍；我国偏远城市、农村等经济相对落后的地区失能老年人的数量明显增多；不适合老年人的环境和照护等也会引起和加重老年人失能。

2. 自身疾病状况：研究显示，衰弱、肌肉减少症（简称肌少症）、营养不良、视力下降、听力下降、失智等老年综合征和急慢性疾病是老年人失能的重要高危因素，其中肌肉骨骼疾病、心血管疾病和呼吸系统疾病是导致老年人失能的主要原因，且患慢性病数量越多，老年人失能发生率越高。

3. 生活方式：老年人体育锻炼减少是失能及半失能的独立危险因素之一，研究显示中等强度的体育锻炼可显著降低老年人失能的发生率。

4. 认知与情绪状况：合并认知障碍或抑郁症会降低老年人的健康水平，增加身体功能损害的概率，研究显示患有抑郁症的老年人失能发生率是没有抑郁症老年人的 1.674 倍。

失能老年人生活不能自理，更容易发生跌倒、呛咳、误吸、大小便失禁或者便秘等老年综合征，同时因活动能力受限，卧床及住院风险增加，进而使致残率、致死率显著增加。

对失能老年人的模型研究分析中，失能是老年人慢性病理发展进程的结果；老年肌少症、衰弱及多种慢性病共存可诱发或加重失能，而失能又可加重衰弱及导致共病恶化，从而严重影响老年人自身生活质量和身心健康，同时也给家庭和社会带来沉重的负担。积极预防失能，对提升老年人的生活质量、减轻家庭和社会的照护负担具有重要意义。

老年共病与衰弱和失能状态有什么关联

衰弱是指由老年人多重生理功能衰退积累造成身体恢复和储备能力降低，抵抗应激能力及维持内环境稳定能力下降，进而导致的多种健康问题。衰弱是一种疾病前状态，它与高龄、跌倒、疼痛、营养不良、肌少症、多重用药、睡眠障碍、焦虑、抑郁等均相关。研究显示，衰弱与老年共病显著相关，即随着共病数量的增加，衰弱的发生率也显著增加。在有 4 种共病的人群中，衰弱的发生率达到 18%。可以说，老年共病是导致老年人衰弱的重要危险因素，老年共病患者发生衰弱的概率比身体健康的老年人要大很多。

然而，以上研究同时显示，即使在有 4 种共病的人群中，超过 80% 的患者并未达到衰弱的诊断标准；另外一项荟萃分析也显示，衰弱人群中共病的患者占 72%，而共病的患者中仅 16% 的人同时出现了衰弱的表现。因此，共病和衰弱是有着紧密联系的两种独立的老年人状态，但并不是老年共病患者都会出现衰弱。

老年综合征、共病和失能三者密切相连，老年共病可导致老年综合征的发生，而老年共病和老年综合征可进一步进展为失能，研究已证实患者所患慢性病越多，则越有可能发生失能。

老年多病、共病可能是导致失能率增加的一个重要原因，例如，心功能不全和其他合并症可加剧肌肉减少从而导致肌少症，增加跌倒和死亡风险，严重影响老年患者的健康状况，使家庭承受较重的经济及照料负担。可综合对老年人群进行生理、心理及社会功能等多方面评估，进而及时、全面地发现老年人所存在的问题，对这些问题进行干预并提高老年患者的生活质量，减少医护费用，改善患者的身心健康状况及社会功能。

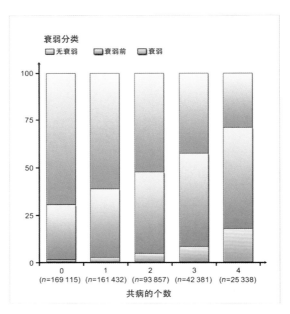

老年共病数量和衰弱的关系。随着共病数量的增加，衰弱的发生率也显著升高

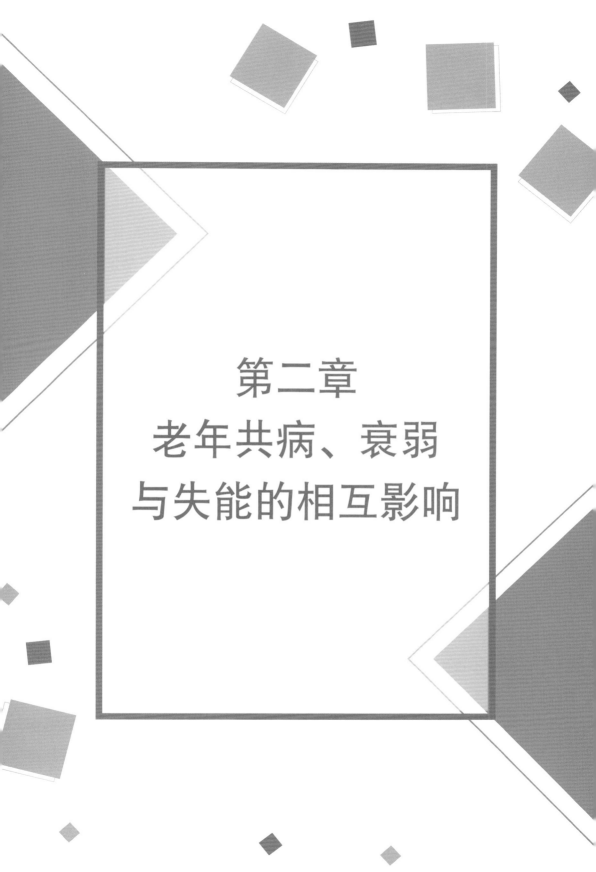

第二章
老年共病、衰弱
与失能的相互影响

老年人的衰弱与失能和共病关系密切、相互影响和促进。衰弱和老年共病可预测失能，失能又是衰弱和老年共病的危险因素。衰弱的患病率随增龄而增加，且女性稍高于男性。医疗机构中老年人衰弱患病率高于社区老年人。老年综合征（跌倒、疼痛、营养不良、肌少症、多重用药、睡眠障碍）、丧偶及独居均是衰弱的危险因素。接下来，我们将从以下几个方面与大家谈谈衰弱、共病与失能之间如何相互作用。

血压控制与老年衰弱有什么关联

高血压是老年人群中较为常见的一种疾病，也是脑梗死、脑出血、冠心病和肾功能不全等多种严重疾病的重要危险因素之一。衰弱老年人通常伴有多种疾病和危险因素，如心、脑、肾等脏器的功能不全，以及高脂血症、高血糖和肥胖等。现有的研究指出，在老年人群中高血压和衰弱的患病率分别为 67.3% 和 14.8%。高血压在衰弱前期的老年人中患病率为 72.5%，在衰弱状态的老年人中为 83.0%，比没有合并衰弱的老年人更普遍（51.7%）。

《中国老年人血压管理指南（2019）》指出，65 岁以上老年人血压高于 140/90 mmHg 时可诊断为老年高血压，此时可以通过服用降压药物进行治疗。80 岁以上的老年人血压高于 150/90 mmHg 时，可启动降压药物进行治疗。而对于衰弱老年人可将降压条件放宽至 160/90 mmHg，收缩压建议控制在 150 mmHg 以下、130 mmHg 以上，若同时患有冠心病、肾病、脑卒中等疾病，还需根据实际情况确定降压目标值。

为保证衰弱老年人服药的安全性，药物治疗应遵循小剂量、联合、长效和个体化的原则。因为衰弱老年人通常会服用多种治疗其他疾病的药物，所以需要注意药物之间的相互作用，防止产生毒性反应。另外由于老年人存在行动不便、记忆力下降的特点，为增加服药依从性，建议尽可能使用每日口服 1 次的长效药物，这样能够保证体内相对稳定的血药浓度，并且可以有效防止夜间和清晨高血压。此外服用降压药物后，需要防止血压下降过快带来的不良反应。有研究显示，老年人血压太低容易增加认知障碍、跌倒甚至死亡的风险。因此，首次服用或者调整药物阶段需要家人密切关注老年人血压及精神状态的变化。

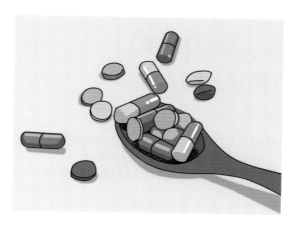

在生活方式上，除了需要控制常见危险因素，如血脂和血糖异常、吸烟、饮酒、腹型肥胖等，对于衰弱老年人还需格外注意控制基础疾病，

减轻机体其他脏器疾病对于血压调节的影响，最终达到综合管理治疗的目的。

如何降低衰弱对老年冠心病康复和预后的影响

随着我国老龄化社会的到来，患有冠心病的老年人数量呈逐年上升趋势，因此老年冠心病患者的康复和预后问题显得尤为重要。由于衰弱老年人活动耐力明显下降、个体健康水平差异大且共病多，因此这类患者除了进行常规冠心病介入手术或药物治疗外，还需注意以下几个方面。

1. 采取适当的主动运动康复措施：冠心病患者的运动康复对于恢复心脏功能具有十分重要的作用。考虑到衰弱老年人通常伴有膝关节损伤或肢体活动不便等情况，建议根据个人情况采取不同的运动康复方式。通常可以将有氧运动、抗阻运动等多种运动模式相结合，如步行、球类、蹬车、太极拳、八段锦等运动，还有可以锻炼心肺功能的一些保健操、广场舞等。此外身体条件允许的话还可以借助一些辅助器械训练不同肌群，增加肌肉量，这也有利于冠心病的康复。

2. 采取适当的被动运动康复措施：部分患有冠心病的衰弱老年人无自主运动能力或处于长期卧床状态。这种情况下容易产生肺炎、压疮或下肢静脉血栓等并发症，从而加重冠心病，产生恶性循环。对于这类患者，被动运动康复会起主要作用。与主动运动康复不同，被动运动康复主要是通过一些专业康复治疗师采用辅助运动、关节活动度训练、肌肉牵拉、神经肌肉电刺激等方式促进基础疾病的康复，从而使患者逐渐恢复部分或全部的自主能力，最终促进心脏功能的恢复。

3. 改善生活方式：生活中一些容易诱发或加重冠心病的危险因素需要避免，如应戒烟、戒酒、控制血糖和血脂水平。此外精神因素对于血管的调节也很重要，因此家属需要注意观察患者情绪，避免制造紧张气氛。饮食建议少食多餐、保证膳食纤维的摄入，预防便秘。保证睡眠质量，如衰弱老年人存在失眠，可以借助助眠药物。

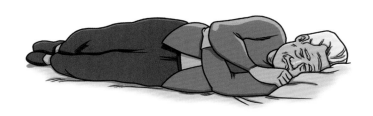

4. 除了上述一些措施外，严格遵守医嘱、按时服用药物也是促进衰弱患者老年冠心病康复的前提。当然这些康复方法在实施过程中需要家属和专业人员陪护，患者一旦出现胸闷、胸痛或心悸等症状，需要立即停止运动，等待症状缓解。若症状无减轻，则需及时送往医院进行诊治。

如何应对糖尿病患者合并衰弱失能

糖尿病是一组以高血糖为主要特征的代谢性疾病，由胰岛素分泌缺陷或其生物作用受损等引起。糖尿病是老年人常见的共病之一，其中一部分是由青壮年起病而延续至老年期者，也有老年期起病的患者。有研究显示，老年糖尿病患者比非糖尿病患者更容易发生衰弱，在糖尿病患者中，衰弱的发生率为 5% ～ 48%。糖尿病作为一种慢性疾病，血液中长期的高血糖衍变产生糖基化终末产物，会产生明显的氧化应激反应，加速心脏、脑、肾和神经等各器官组织的衰老、慢性损伤与功能障碍（如血管老化、大脑细胞退化、认知障碍、反复感染等），从而加速老化，导致衰弱的发生，且衰弱亦可以与糖尿病互相影响，严重危害糖尿病患者的躯体健康。老年糖尿病患者在控制血糖的过程中容易出现营养不良或者高血糖等并发症，这些问题也会加速个体衰弱的进程。

在排除痴呆的诊断且患者躯体衰弱和认知功能障碍并存的时候，则认为是认知衰弱，而认知衰弱是糖尿病患者的常见并发症之一。糖尿病患者认知衰弱的患病率在 4.7% ～ 11%，容易引发患者失能与生活质量下降，甚至死亡等不良结局。因此，

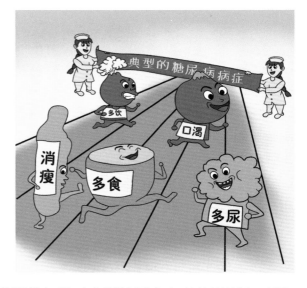

无论是医院还是家庭，都应当重视并加强对衰弱糖尿病患者的识别和干预，尽可能防止或延缓失能的发生，改善老年人的生活质量。

衰弱会影响肿瘤患者的预后吗

肿瘤与机体老化密切相关，肿瘤患者中约 60% 为 65 岁以上老年人。老年肿瘤患者因身体和心理健康状态异质性大，常合并多种疾病，无论是肿瘤本身还是肿瘤相关治疗对于老年肿瘤患者都是重要的压力源，由于受到手术、放疗、化疗、免疫治疗等综合治疗长期性、复杂性的影响，患者身心受损，生理储备下降，极易导致衰弱。有研究报道，恶性肿瘤患者衰弱的发生率高达 6% ～ 86%（中位数为 42%），说明患肿瘤会大大增加衰弱的发病率。

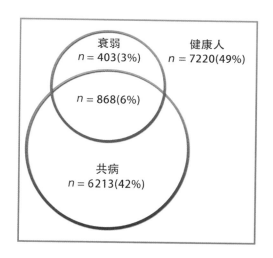

衰弱会进一步降低肿瘤患者的治疗耐受性，增加术后并发症发生概率和死亡的风险，是术后严重并发症和 30 天内死亡的独立预测因子。对肿瘤患者衰弱进行评估与干预可降低不良结局的发生率，提高患者的生活质量。

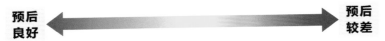

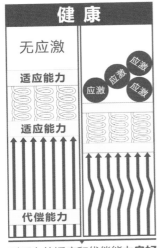

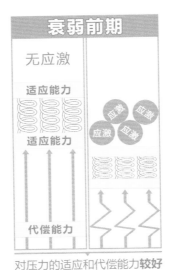

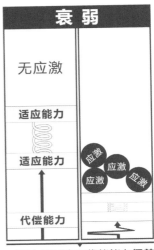

衰弱对肿瘤患者预后的影响

衰弱会影响痴呆患者的治疗吗

衰弱是认知障碍的主要危险因素之一。随着世界范围内老年人口因死亡率的降低而增加，痴呆患者的数量也在增加。我国流行病学研究显示，年龄＞ 65 岁的老年人痴呆的发病率约为 5.6%，其中阿尔茨海默病最为常见，其次为血管性痴呆。研究表明，痴呆与衰弱之间有着密切的联系，衰弱的人更有可能患有痴呆症或认知障碍，而那些已经患有痴呆症的人更有可能患有衰弱，衰弱老年人认知障碍发病率远高于正常老年人，血管性痴呆的发病率约为正常老年人的 6 倍，阿尔茨海默病的发病率约为正常老年人的 4 倍。衰弱和痴呆有一些共同的风险因素，包括心血管疾病和抑郁。在衰弱和痴呆的关系中，生物和心理因素，包括神经病理、心血管疾病、炎症、激素变化、营养、社会隔离和社会脆弱性被认为是共同的发生机制。在大样本人群中，衰弱的中老年人在认知功能领域的表现明显低于健壮的同龄人。同时，与阿尔茨海默病相比，衰弱与血管性痴呆的相关性更强。据报道，衰弱是可逆状态，可以通过相应的干预手段延缓或者逆转其进程。比如，让衰弱的老年人通过运动来去除一些高危因素，提高其认知能力并改善身体功能和生活质量，进而有利于痴呆的治疗。但前提是，我们需要明确哪些衰弱成分与痴呆或者认知缺陷有关，针对性地寻找干预策略。

慢性阻塞性肺疾病与衰弱失能有什么关联

肺老化的特征包括肺功能下降、肺内炎症、肺弹性回缩力丧失和远端气腔的扩大等。气道的进行性阻塞和肺气肿可能导致肺功能随增龄而加速下降。这些均为慢性阻塞性肺疾病（chronic obstructive pulmonary disease，COPD）的特征。COPD 患者中衰弱的患病率增加，患病率在不同研究之间差异较大，衰弱患病率为 5% ～ 65%，衰弱前期为 22% ～ 64%。

COPD 与衰弱有着密切的关系，随着年龄增加而出现的慢性炎症损伤、内分泌失调 COPD 和衰弱的共同机制。衰弱与 COPD 患者的不良临床结局相关，包括增加跌倒、死亡、住院、重度失能和再次住院的风险。衰弱是肺康复计划无法完成的重要原因，有1/4的COPD患者因衰弱而影响到肺康复，并影响了COPD的外科和非药物治疗决策，导致严重的不良结局。并且当衰弱与COPD共同存在时，COPD急性发作的概率显著增高。

通过对老年COPD患者的调查和分析，有研究认为，高龄是老年COPD患者衰弱的重要危险因素之一。针对高龄患者，通过个体化的衰弱风险评估，制定干预措施，如有计划的有氧及抗阻训练，加强肌肉力量训练，有助于预防和延缓衰弱的发生。并且，营养不良也是老年COPD患者衰弱的独立危险因素。提示对老年COPD患者及时进行营养风险评估，尽早进行营养干预，对改善老年COPD患者的衰弱和生活质量有着很大的帮助。

衰弱和（或）失能对焦虑、抑郁有哪些影响

失能是老年人因患慢性疾病、躯体损伤、身体失调等使得身体功能受损，进而导致丧失生活自理能力的状况。随着我国人口老龄化日趋严重，失能成为人口老龄化带来的严重社会问题之一。

失能老年人易出现情绪低落、焦躁不安、孤僻、抑郁等心理问题，严重者会并发老年精神障碍和阿尔茨海默病等疾病。失能老年人易出现抑郁情绪主要源于两个方面：一方面，失能老年人不仅要承受失能导致的生理痛苦，生活不得不依赖于他人，对自我价值产生怀疑，还要承受各种精

神压力，易滋生焦虑、抑郁等负面情绪；另一方面，失能也限制了老年人的人际交往与社会活动，使其情感表达受到影响，从而影响心理健康。

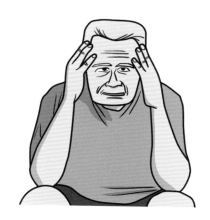

　　焦虑、抑郁等心理状态进一步增加其他疾病的风险，最新的《中国高血压防治指南》提出长期精神紧张是高血压的危险因素，这在老年人群中尤为明显；国内外的流行病学调查显示焦虑、抑郁心理状态可导致机体对糖代谢的调节能力下降，更易患糖尿病。反过来，高血压、糖尿病也易使患者加重心理负担，加重焦虑、抑郁的情绪。最终，失能、焦虑和抑郁与高血压、糖尿病等慢性疾病相互影响，并形成恶性循环，单一治疗难以达到满意效果。

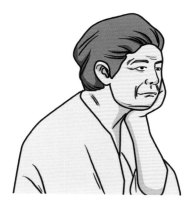

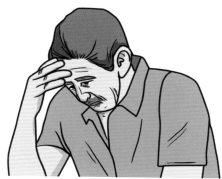

综上所述，老年人一旦进入失能状态，随之而来的焦虑、抑郁将会加剧各类基础疾病的发展，且治疗变得更加复杂，因此，应当尽量避免老年人失能的发生。衰弱是老年人机体从健壮走向失能的中间过程，是较具临床意义的老年综合征，若能尽早进行老年人衰弱检查评估，识别衰弱早期发生、发展因素，特别是可逆性因素，并进行针对性干预，可降低老年人失能的发生风险。

第三章
老年共病、衰弱
与失能的评估

人上了年纪以后，除了会同时合并好几种疾病，还同时面临很多问题，包括服用多种药物、衰弱、身体功能下降、疼痛、营养不良、睡眠障碍、尿失禁等。此外，老年人的焦虑、抑郁、孤独等心理问题常常容易被忽视。老年人年龄越大，这些问题越会影响老年人的生活质量，甚至与临床疾病互相影响，导致疾病恶化，加重老年人的不良预后。我们对老年人的健康管理目标不仅仅是治病，更要尽可能保持功能和参加社会生活的能力，延缓、减少衰弱和失能的发生。因此在管理老年人的健康时，除了要掌握常见的老年人慢性病知识以外，还需要针对老年人的衰弱失能、认知障碍、营养不良等多种问题进行及时的筛查和评估，从而为老年人制定全面、综合、有重点的管理和照护方案。尤其是在老年人急诊住院、做手术前后、急诊住院后的阶段，及时进行老年人的衰弱失能、认知障碍、营养不良等问题的筛查和评估，从而早发现问题，及时制定全面的管理和康复方案，对于防止老年人发生衰弱失能，改善其生活质量，减少其再次住院和死亡的风险非常重要。

什么是老年综合评估

　　老年综合评估（comprehensive geriatric assessment，CGA）是指通过对老年人身心健康进行多维度的评估，全面了解老年人健康，评估老年人的医疗问题（慢性病、多重用药、营养不良等）、躯体功能、认知功能、心理和精神状态、社会支持，还可根据需要了解包括视力／听力障碍、口腔状况、疼痛、尿失禁、睡眠、宗教信仰等多方面的内容，提高诊断的准确性，从而有助于制定个体化治疗方案和全面的护理方案、优化治疗效果。更重要的是通过老年综合评估能发现潜在风险，以便尽可能维持老年人功能的独立性和参与社会活动的能力，提高老年人的生活质量，减少老年人再次住院的风险和远期不良预后的发生。

老年综合评估是老年医学领域里最为重要的基本诊断方法，也是老年医学的核心技术。在老年急诊住院或出院后、开始康复前、手术前后、入住养老院前如果进行老年综合评估，有助于根据综合评估结果合理选择治疗方案和康复、照护方案，从而改善老年人的远期预后。在门诊、社区养老机构、住院病房进行老年综合评估时，根据不同的目的，选择量表和评估内容时可以各有侧重。许多评估维度有公认的量表，可以根据不同场景和量表特点择优使用。

如何进行老年共病的评估

共病是指同时患有 2 种或 2 种以上的慢性疾病，在老年人群中尤为常见，老年共病导致老年人生活质量下降、死亡率升高、多重用药和药物不良事件发生率增高及医疗支出的明显增长，给老年人和社会带来了沉重的负担。

对老年人进行共病综合评估，需要用多学科的方法进行，对共病老年人的躯体健康、身体功能、心理健康和社会环境状态进行多项目、多维度的综合评估，并制订和实施以保护老年人健康和功能状态为目的的治疗计划，包括多学科诊断和处理的整合，选择恰当的处理方式以恢复、维持老年人的健康，为老年人提供照护环境、预后判断及随访，最终目的是改善共病老年人的躯体、功能、心理和社会等各方面状况。

　　如何识别需要进行共病综合管理的老年病患者？参照国外相关指南，结合我国的实际情况，可参考以下几点：①需要多种治疗或日常活动有困难的老年病患者；②在多种医疗机构寻求治疗的老年病患者；③存在非预期住院的合并多种疾病的老年病患者；④常规服用≥10种处方药，或常规服用处方药种类＜10种但特定不良反应风险增高的老年病患者；⑤同时患有慢性生理及心理疾病的老年病患者；⑥易疲劳或易跌倒的老年病患者。

　　共病管理需要从老年病患者的意愿出发，做好以下几点：①明确对于每位患者来说什么因素是最重要的，如治疗可改善一种状况但会使另一种状况恶化，或治疗可带来远期获益却有短期伤害，抑或使用多种药物各有利弊需要权衡时适合考虑患者意愿做出决策。②确保患者充分了解治疗方案的利弊。共病管理需考虑治疗和干预的效果及患者对不良反应的接受程度，尽可能使用数字化、可视化等的直观手段告知患者结局、风险及相关信息，并评估患者对信息的理解程度。③使用恰当的方法，使患者充分知情后才能考虑患者的意愿。由患者从诸多结局中进行选择，确定什么结局是重要的，如减轻疼痛、维持功能等，依据其优先选择的结局选择治疗方案。④按照患者知情理解后的决定制定最终的决策。决策模式包括患者自己制定决策、照护者决定及两方共同决策。对于认知功能障碍的患者需要依靠其直系亲属及健康照护者共同制定治疗方案。同时需要明白患者的意愿会随着时间的变化而改变，遇到健康状况改变等新的情况时需要再次评估。如果患者的选择是不合理的，可能导致不良预后，则不允许患者采取这样的治疗方案。

衰弱的评估方法有哪些

衰弱的老年人发生跌倒、失能、手术后并发症及死亡的风险增加；此外，衰弱还会增加老年高血压、糖尿病、冠心病、肾脏功能损伤、肿瘤等疾病发生不良预后的风险。如果我们在衰弱的早期就识别它，并进行早期干预，可以延缓衰弱的发生和发展。因此对高风险老年人进行衰弱的早期筛查和评估非常重要。

衰弱有许多筛查方法，如衰弱筛查量表——FRAIL 量表（详见附录）：①过去 1 个月总是或大部分时间感觉疲惫；②独立上下 10 级台阶的能力受限；③行走 100 米感觉没劲；④≥ 5 种慢性疾病；⑤在不想特意节食的情况下体重与前一年相比，近期体重明显下降超过 5%。如果您有以上这 5 项中的 1 ～ 2 项那就要提高警惕了，要找医生去进一步综合评估，看是否有衰弱。

非常经典的衰弱评估方法还有 Fried 量表，一共有 5 项。分别是：

①行走速度下降：步速低于 0.8 米 / 秒；②握力减低：定义为测量双手握力，选择最大握力，女性握力＜ 18 kg，男性握力＜ 26 kg，或者由于健康原因无法完成测试；③不明原因的体重减轻：定义为体重指数（body mass index，BMI）＜ 18.5 kg/m^2 或在过去 6 个月内体重下降≥ 5%。④自感疲乏：自我觉得做事很累或者自我感觉开始做一件事很难，根据过去一周内发生的频率：0 ＝几乎无或很少（＜ 1 天），1 ＝偶尔（1 ～ 2 天），2 ＝有时（3 ～ 4 天），3 ＝大多数时候（＞ 4 天），受试者回答其中任何一个问题的结果为 2 或 3，为阳性。⑤低体力活动：根据 1 周的活动量计算，女性每周步行少于 120 分钟，男性每周步行少于 150 分钟被定义为低体力活动。符合一项衰弱指标计 1 分，计分范围为 0 ～ 5 分。根据分值分为三组：0 分为无衰弱，1 ～ 2 分为衰弱前期，3 ～ 5 分为衰弱。

如何进行老年患者失能及跌倒的评估

老年人失能和衰弱一样，可以提早发现、早期干预，以便更好地满足老年人的健康需求。我们倡导的是要尽量维持老年人的功能，减少失能。那么失能的标准定义究竟是什么呢？根据 2001 年 WHO 在国际功能、残疾和健康分类（international classification of functioning，disability and health，ICF）中的定义，失能是指直接由疾病、创伤或者其他需要专业医疗人员提供医疗服务的健康状况造成的个人日常生活能力的下降，因此失能是对损伤、活动受限、社会参与受限 3 个方面的总结。在不同的国家和不同的部门，根据评估的目的，采用的具体失能评估标准有所不同。我国民政行业标准 MZ/T 039-2013《老年人能力评估》提出的评价内容包括日常生活活动、精神状态、感知觉与沟通、社会参与 4 个方面：①日常生活活动评估包括进食（指用餐具将食物由容器送到口中、咀嚼、吞咽等过程）、洗澡、修饰、穿衣、大便控制、小便控制、如厕、床椅转移、平地行走、上下楼梯。②精神状态评估包括认知功能、攻击行为、抑郁症状的评估。③感知觉与沟通评估包括意识水平、视力、听力、沟通交流。④社会参与评估包括个人生活能力、工作能力、时间/空间定向、人物定向、社会交往能力。根据这 4 个方面，将老年人的能力分为能力完好、轻度受损、中度受损和重度受损 4 个等级。

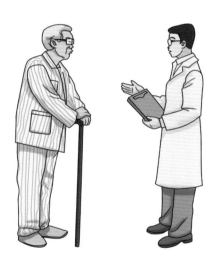

对老年患者进行失能的评估，有利于了解老年人日常生活自理能力、心理健康及家庭照护情况，为制定个体化的康复干预方案和需要为老年人

提供的照护方案提供依据，从而降低跌倒等风险，减少并发症，减轻家庭和社会负担。

跌倒在老年人中非常常见，它是指突发、不自主的、非故意的体位改变，倒在地上或更低的平面上。随着年龄增长，跌倒的发生率也增加。在我国，跌倒是 65 岁以上老年人伤害死亡的首位原因，平均每 10 人中就有 3 ~ 4 人发生过跌倒。跌倒可直接引起骨折、软组织损伤及脑外伤，其中以髋关节骨折最为严重，死亡率可高达 20% ~ 30%，一年后的生存率只有 50%，且致残率高。然而，跌倒的代价不仅仅是身体功能方面，还包括跌倒所致的老年人社会角色弱化、沟通能力减退、跌倒后产生的焦虑和抑郁，还包括住院时间延长及医疗资源大量占用和消耗等。

跌倒的发生随着老年人年龄增长而增加，有研究表明：社区 65 岁以上的老年人，每年有 30% 会发生跌倒，85 岁以上的老年人，每年有 5% 会发生跌倒，在跌倒的老年人中 1 年内再次发生跌倒的风险会增加 60%。因此，早期筛查跌倒高风险人群就显得尤为重要，建议对所有居家养护的老年人进行跌倒风险评估，尤其是有跌倒史的老年人。老年人发生跌倒的风险可以分为自身因素、外界环境因素及其他因素 3 个方面。

1. 自身危险因素主要包括年龄＞ 80 岁；患有某些基础疾病，如心律失常、帕金森病、脑卒中、骨关节病、抑郁症等；有跌倒史；走路步伐不稳定；行走需使用助行器；生活不能自理；肌肉力量下降；有视力障碍；长期服用降糖药、降压药、助眠药及精神类药物；同时服用 4 种以上药物的患者。如存在以上情况即可被视为跌倒高风险人群。如需进一步详细评估，可采用相关专用量表，主要包括老年人跌倒风险评估量表、Morse 老年人跌倒风险评估量表（Morse falls risk assessment scale for the elderly，MFS）、托马斯跌倒风险评估工具、跌倒风险评估量表、FAT 跌倒评估工具、日常生活活动量表、Barthel 指数评定量表、计时起立—行走测试、Berg 平衡量表、Tinetti 平衡与步态量表等。

2. 外界环境因素主要包括路面是否平整、人行道是否有修缮、灯光照明是否充足、是否配备了保护性措施（如扶手、围栏）、环境中是否存在障碍物、家居物品是否摆放杂乱、家具高度是否适宜等。另外，老年人鞋子及行走辅助工具不适合也会增加跌倒的风险。如需进一步详细评估，可采用专用量表——居家危险因素评估工具（home fall hazards assessments，HFHA）进行评估。

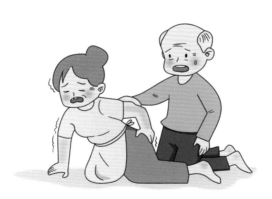

3. 其他因素主要包括老年人是否独自居住、其与社会交往联系的紧密程度、与其照护者及子女间的关系如何等，都是需要照护者关注的方面。

如何进行衰弱老年患者的围手术期评估及管理

老年患者因肿瘤、骨折、严重骨性关节炎等，进行手术治疗较普遍。衰弱与术后并发症、死亡率增加、入住护理机构、失能等短期和长期不良事件明显相关，合并衰弱的患者术后 1 年及 5 年死亡率都明显增加。因此，如何做好术前、术中、术后的评估和管理，以降低围手术期风险、减少并发症、维护术后功能状态，成为被重点关注的问题，尤其对于要进行选择性大手术的老年患者。如果在手术前进行衰弱筛查，给予合理的治疗方案和全面管理，在手术中和手术后也注意观察和处理老年人容易出现的问题，将有助于帮助老年人尽早康复，保证生活质量。

1. 术前评估：对拟行外科手术的老年患者进行术前评估时，需要从老年患者的身体状况、衰弱、认知能力、情绪、谵妄、营养、功能状态、用药、疼痛、康复等多方面进行综合评估。除此之外，需要对老年患者的心脏功能、肾功能、肺部感染风险、脑卒中风险、血栓及出血风险进行评估。

2. 术中评估：术中需要对麻醉方式、疼痛的管理、术后是否会出现恶心或呕吐等并发症及体温的管理进行评估，并采取行之有效的措施，以降低术后并发症的发生率。

3. 术后评估：在术前及术中需要预防评估的内容在术后同样适用。术后需要对老年患者的谵妄、疼痛、咳嗽、排痰、跌倒、坠床、营养、术后运动及康复等方面进行全面评估，并制订个体化的术后康复计划。除此之外，对老年患者出院时机也需要进行评估，以避免出现院内交叉感染，引发其他问题。

如何进行老年人认知的评估

认知功能是指人采集信息、记忆、计算、表达、执行能力的综合表现，与生活质量密切相关。认知功能轻微受损或下降将严重影响人的心理健康和社会功能。随着年龄的增长，老年人的认知功能都会出现不同程度的减退。研究表明，对老年人认知功能进行早期评估，制定并实施相应预防措施，可对老年人认知功能障碍起到积极的预防作用。目前常用的认知评估工具有 AD8 量表、简易智力状态评估量表（mini-cognitive assessment instrument，Mini-Cog）、简易精神状态检查量表（mini-mental state examination，MMSE）、蒙特利尔认知评估量表（Montreal cognitive assessment，MoCA）、阿尔茨海默病评定量表-认知部分（Alzheimer's disease assessment scale-cognitive score，ADAS-Cog）等，其中 AD8 量表和简易智力状态评估量表较为常用。

AD8 量表可用于极早期痴呆症的筛查，侧重于患者是否产生了 8 种特定的"变化"，为认知功能障碍的主观评价工具，详细内容见附录。因为它是考察"变化"的工具，故建议家属定期使用，观察对比患者是否有特定的情形变化。0 ～ 1 分表明认知功能正常，2 分及 2 分以上提示可能存在认知障碍，需找专业医生进一步检查评估。

简易智力状态评估量表由 2 个简单的认知测试组成，即对 3 个单词的记忆-回忆和画钟试验（clock drawing test，CDT），具体内容见附录。简易智力状态评估量表为认知功能障碍的客观评价工具，易于操作，耗时较短，非常适合临床筛查。3 个词一个也记不住为 0 分，提示痴呆；能记住 3 个词中的 1 ~ 2 个但 CDT 结果不正确为 1 ~ 2 分，表明认知功能受损，均需要请专业医生进一步检查评估。能记住 3 个词或记住 3 个词中的 1 ~ 2 个且 CDT 结果正确提示认知功能正常。

如何进行老年人焦虑障碍的评估

焦虑是一种普遍存在的情绪体验，通常因预感要发生某种不利情况而又难以应付而产生，这是一种正常的生理反应。焦虑障碍是指日常情况下，出现强烈、过度和持续的担忧和恐惧，包括广泛性焦虑障碍、社交焦虑障碍、分离焦虑障碍等。焦虑障碍主要表现为过度担心的心理体验和感受，常伴有自主神经症状，包括呼吸加快、心跳增快、多汗、震颤、发抖、肌肉紧绷和坐立不安等。老年人由于身体功能减退、社会角色转变、慢性病等多病共存的特点更容易出现焦虑障碍，其中广泛性焦虑障碍最为常见。国外的流行病学研究显示，老年人焦虑障碍的患病率为 2.9% ~ 18.8%；我国的调查显示，老年人焦虑障碍的患病率为 6.79%。尽管在老年人群中焦虑障碍的患病率较高，但患焦虑障碍的老年人多因躯体不适前往就诊，容易造成误诊和漏诊，因此，早期进行焦虑障碍的评估尤为重要。

目前，焦虑自评量表（self-rating anxiety scale，SAS）是应用较广泛的焦虑自我评价工具，适用于具有焦虑症状的成年人，能够较好地反映有焦虑倾向者的主观感受，可用于测量焦虑轻重程度及其在治疗过程中的变化情况。SAS 采用 4 级评分，主要评定症状出现的频度，其标准："1"没有或很少时间；"2"小部分时间；"3"相当多的时间；"4"绝大部分或全部时间。其中"1""2""3""4"均指计分分数，具体评估内容见附录，评估结果 50 ～ 59 分为轻度焦虑，60 ～ 69 分为中度焦虑，70 分及 70 分以上为重度焦虑。通过自评量表发现问题的时候，先不用恐慌，可以再做一次放松练习。应用自评量表发现问题并不等同于有焦虑症，量表总分值仅作为一项参考指标而非绝对标准，但分数较高者需及时找专业医生进行确认。

如何进行老年人抑郁的评估

抑郁是失去某种自己重视或追求的东西时产生的情绪状态，其特征是情绪低落，甚至有悲哀、失眠、自责等表现。抑郁常表现为对生活失去兴趣、在生活中感受不到快乐、害怕、睡眠差、持续产生想死的念头、慢性的疼痛、无法集中精力、记忆减退等。调查显示，随着人口老龄化的加剧，老年人抑郁不再少见，患病率达到 14% ～ 42%。老年人抑郁的临床特点：常与身体疾病共存；情绪症状相对较轻；大多表现为身体不适或不相适应的自主神经系统症状；常伴有认知障碍及精神病性症状；出现假性痴呆等。

老年抑郁量表（geriatric depression scale，GDS）是由 Brank 等在 1982 年创制，专用于老年人抑郁的筛查，主要针对老年人 1 周以来最切合的感受进行测评。该量表共有 30 个条目，包括情绪低落、活动减少、容易激惹、退缩痛苦的想法等，每个条目都是一句问话，要求受试者回答"是"或"否"。30个条目中的10条用反序计分（回答"否"表示抑郁存在），20条用正序计（回答"是"表示抑郁存在），具体内容详见附录。一般认为，0～10分可视为无抑郁，11～20分表明轻度抑郁，而21～30分提示中重度抑郁。

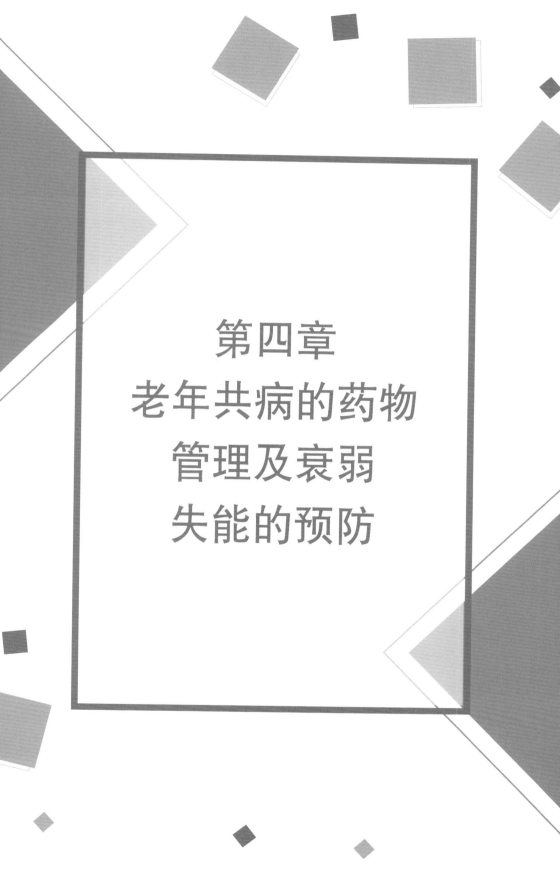

第四章
老年共病的药物
管理及衰弱
失能的预防

随着人口老龄化进程的加速，老年人多种慢性疾病共存，最常见的慢性病有高血压、冠心病、糖尿病、慢性阻塞性肺疾病、骨质疏松和脑血管疾病等，这些慢性病容易加速和加剧老年人衰弱和失能的发生和发展，因而需要有效地控制这些疾病以预防或延缓衰弱失能的发生和发展。共病导致老年人服用药物较多，中国约有 50% 的老年人同时使用 3 种药物，25% 的老年人服用 4～6 种药物。在治疗过程中多重用药、治疗不连续和过度医疗等问题比较普遍，这种不适当用药有可能加速和加剧共病老年人衰弱失能的发生和发展，所以在治疗老年人共病时一定要重视药物和非药物治疗方式的合理应用。

老年共病不适当用药与衰弱和失能有什么关系

随着人口老龄化进程的加速，老年人合理用药问题越发被关注。老年人多种慢性病共存，在现有专科诊治模式下，多重用药、治疗不连续、过度医疗等医源性问题愈发普遍。在共病状况下，多重用药可能会使患者从中获益，但是由于年龄增长带来的老年人肾脏和肝脏等代谢器官生理衰老的变化及其对药效学的影响，多重用药的药物相互作用在临床上常常会明显增加发生药物不良反应的风险。国内外研究发现不适当用药与老年共病数量及疾病严重程度相关，共患疾病越多、越严重，不适当用药比例越高。国内多个调查显示前 3 位潜在的不适当用药分别为氯吡格雷、艾司唑仑和雷贝拉唑，与目前中国老年患者的疾病用药构成相一致。

一方面，不适当用药不仅可引起认知功能障碍、营养不良及跌倒风险的增加，还可引起衰弱失能的发病率和死亡率增加，是影响老年患者生活质量的主要因素之一。多个研究表明，即便校正了多重用药的影响，老年人不适当使用非甾体抗炎药及抗胆碱能药等也可能增加衰弱失能的发生。另一方面，衰弱和失能的老年人相对于非衰弱和失能的老年人更可能存在多重用药的现象，而多重用药使老年人不适当用药、暴露各种药物不良反应、跌倒及死亡等风险增加。因此，衰弱和（或）失能的老年人潜在不适当用药风险更高。

因此，应做好老年人多重用药的管理，尤其要注意用药监测，医生和临床药剂师定期筛查用药情况，并及时纠正不合理用药。

衰弱和（或）失能的老年共病患者日常用药有什么注意事项

衰弱和（或）失能的老年共病患者多重用药和不适当用药的现象更突出，因此要想避免不适当用药，同时保证治疗有效性，需要注意以下几点。

1.改变生活方式等非药物治疗是多数慢性病治疗的基础，优先选用非药物干预作为初始治疗方式，能通过饮食、运动、生活方式及心理调节得以改善的尽量不用药物。

2. 不要轻信所谓的"偏方"或小广告，不滥用所谓的滋补药或保健药物。

3. 老年患者用药需要个体化，使用药物之前应积极评估用药有效性及安全性。严格遵循"有利"和"不伤害"的原则，从小剂量开始给药。

4. 涉及多重用药时，需要综合评估，必要时组织多学科团队对老年患者用药进行监测和评估，及时进行处方精简。

5. 医务人员应对患者及家属做好共病和多重用药的宣教，这对患者在家合理用药和提高治疗依从性有积极的作用。

6. 坚持规律服药，不要无故停药或减药。对于长期用药的老年慢性病患者，不得无故自行调整用药，一般建议每3～6个月复查1次并调整用药。可根据病情变化等实际需要到相应的医疗机构重新评估共病等状况，及时发现问题，进行用药调整，保证正确、安全用药。

目前最常用的老年患者潜在不适当用药评价工具是什么

在管理老年共病时，多重用药是关注的重点，Beers 量表是目前最常用的老年人潜在不适当用药（potentially inappropriate medication，PIM）评价工具。

1991 年，美国老年医学专家 Mark Beers 组织制定了针对疗养院居民的老年人PIM判断标准，即Beers标准。该标准经过多次更新，已广泛用于世界各国老年人药物使用评价，在预防药物不良反应发生、评价PIM及降低患者医疗成本等方面起到了重要的作用。目前最新版本是由美国老年医学会组织更新的2019年版Beers标准。适用范围为65岁及65岁以上老年人群，用于评价门急诊和住院老年患者的用药安全情况，但需注意的是姑息治疗和临终关怀的患者不适用此标准评估。

　　Beers标准以列表形式展现了5个方面的评估内容：老年人PIM、老年人疾病或老年综合征相关的PIM、老年人慎用药物、老年人应避免的联合用药及需要根据肾功能调整剂量的药物。如在老年人PIM列表中提到了应避免使用磺酰脲类降糖药物，因其引起严重长期低血糖的风险较大；建议避免将地高辛作为心房颤动和心力衰竭一线治疗药物等。老年人疾病相关的PIM标准中建议非二氢吡啶类钙通道阻滞药应避免用于射血分数降低的老年心力衰竭患者等。而在老年人慎用药物方面提到给予超过70岁的老年人阿司匹林用于心血管疾病的一级预防应非常谨慎等。避免药物相互作用方面提到应避免联用3种或更多中枢神经系统效应药物，因为会增加跌倒和骨折的风险。而且针对新型口服抗凝药如阿哌沙班、达比加群等应根据肌酐清除率减量或避免使用等。

　　但Beers标准列举的PIM仅是老年人药物相关问题的一部分，在临床实践中应与临床诊疗和疾病评估结合使用。此标准需要专业医务人员使用，尤其是同时使用5种以上药物的老年人应找专业医生咨询、让医生指导其合理用药。

如何进行老年共病患者多重用药的评估

老年人常患有多种慢性疾病，接受多种药物治疗，国际上将长期服用药物种类数≥5种的情况称为多重用药。

多重用药与老年人综合征的发展和恶化有关，如认知障碍、跌倒、衰弱、营养不良、生活质量下降。使用过多的药物种类可增加药物不良反应，增加急诊就诊次数和死亡风险。老年人经常使用降糖药、激素类药物等，可引起直立性低血压、血容量下降，进而增加跌倒风险；使用镇静催眠药、抗抑郁药、抗精神病药等作用于中枢神经系统的药物可导致视力模糊、眩晕、运动失调、跌倒。因此，老年人同时使用5种以上药物，突然出现头晕、昏沉、跌倒等可能与药物使用相关，应及时向医师或药师咨询，进行多重用药评估，提高用药安全。

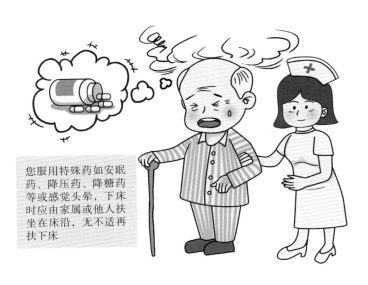

您服用特殊药如安眠药、降压药、降糖药等或感觉头晕，下床时应由家属或他人扶坐在床沿，无不适再扶下床

多重用药评估是指医师、药师或多学科团队对用药适当性进行评估，使患者的用药与老年人用药指南、功能、老年综合征和预期寿命等相匹配。多重用药评估流程包括汇总患者完整用药清单、对患者进行风险评估、多重用药适宜性评估、多重用药干预、监测随访及定期审查几个环节。其中药物适宜性评估是重点。目前可以使用 Beers 标准、STOPP/START 标准及《中国老年人潜在不适当用药判断标准》等筛查潜在不适当用药、疾病状态下的潜在不适当用药、存在的药物-药物相互作用。

　　老年共病患者多重用药是难以避免的。对不适宜的多重用药进行干预，安全地、有计划地对潜在不适当用药做减法，可优化药物使用，提高老年人生活质量，减轻社会和家庭的负担。

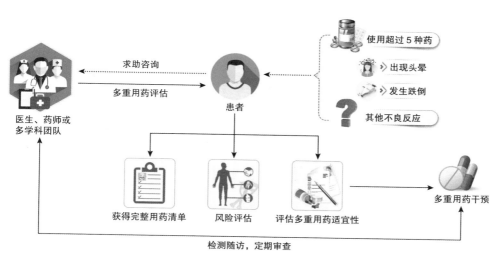

老年共病患者的多重用药评估

合并衰弱的老年共病患者有哪些非药物治疗方法

衰弱的发生、发展和转归是一个动态演变的过程，通过积极的干预措施可以有效预防和改善衰弱。因此早期识别和干预意义重大，对于合并衰弱的老年共病患者除进行药物治疗外，在日常生活中尤其需要注意以下几点。

1. 运动锻炼：衰弱综合征的核心组成部分是肌少症，因此各国的指南均推荐老年共病患者进行渐进性、个性化运动锻炼。抗阻训练可增强力量、减少失能的可能性，同样也建议衰弱老年人进行平衡和有氧训练，多模块运动可减少老年人运动失能的发生。运动频率 3 ～ 5 次 / 周，运动时间从 5 ～ 10 分钟 / 次开始，逐步增加至 30 ～ 60 分钟 / 次。太极拳被认为不仅可以提高老年人的平衡力，还可以强壮下肢力量和提高灵活性。即使最衰弱的老年人也可以从任何可耐受的体力活动中获益。

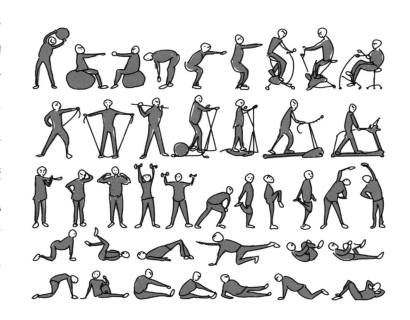

2. 营养支持：建议体重减轻或营养不良的衰弱患者补充蛋白质或能量。衰弱老年人应保证一定的热量摄入 ［平均 25 kcal/（kg·d）］ 以维持理想体重，目前老年人群蛋白质日常推荐摄入量为 0.8 g/（kg·d），衰弱合并肌少症时则建议至少摄入 1.2 g/（kg·d），富含亮氨酸等必需氨基酸的优质蛋白质可增加肌容量进而改善衰弱状态。如果存在维生素 D 缺乏，可考虑每天补充 800 ～ 1000 IU 的维生素 D_3 以改善下肢力量和功能。

3. 共病和多重用药管理：共病是衰弱的潜在因素。应积极管理老年人现患共病，尤其要重视处理可逆转疾病。尽可能提高老年人口腔卫生水平，维持良好的口腔功能。评估老年人用药合理性并及时纠正不恰当用药，尽量减少多重用药以避免医疗伤害。

4. 社会支持和多学科团队综合管理：衰弱患者生活质量相对较低，应加强社会支持，提高社会适应能力。强调多学科团队合作，对老年人进行综合评估和管理。

老年骨质疏松患者如何预防衰弱的发生

近年来，"与老年人骨质疏松相关的衰弱"已逐渐被认识。骨质疏松和衰弱具有共同的危险因素，包括高龄、跌倒和骨折、体重减轻和营养缺乏、认知功能减退、肌少症、共病和多重用药、应用激素和炎症等。亚洲是骨质疏松症的高发地区。对于患有骨质疏松的老年人，通过改善肌肉力量、平衡能力、营养状况及认知能力来预防衰弱是一种快速有效的方法。

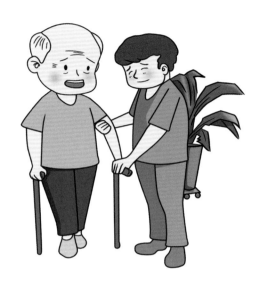

非药物预防措施包括：①体育锻炼；②营养支持：充足的蛋白质摄入，尤其是富含亮氨酸的饮食摄入可增强肌肉的强度，推荐每餐摄入 25～30 g 的高质量蛋白；③髋部保护器：可用于减少跌倒，降低骨折发生率。

药物预防措施包括：①维生素 D 和钙剂：推荐 >70 岁的人群每日摄入 800 IU 的维生素 D。对于有较高骨折风险的衰弱老年人，治疗后血清 25- 羟基维生素 D 的水平应该达到 75 nmol/L 以上，并根据医生指导，从饮食和药物方面补充钙的摄入；②激素疗法：雌激素和雄激素替代疗法可分别用于预防老年女性和男性的骨质疏松；③双膦酸盐：可以抑制骨吸收，减少骨量丢失；④选择性雌激素受体调节剂类：可能是早期、无症状、绝经后妇女的一线选择；⑤甲状旁腺激素类似物：以特尼帕肽为代表，多用于患有严重骨质疏松等骨折风险高的患者。

需要强调的是，所有诊断和预防措施，均需要在医生指导下进行。

老年高血压患者如何预防衰弱的发生

老年高血压患者中衰弱的发生率较高，高龄、肾功能不全、脑血管病可能是高血压患者发生衰弱的危险因素。而衰弱的老年患者发生高血压更为普遍。衰弱可能是导致老年高血压患者从降压治疗中获益不一致的重要原因。对衰弱老年人给予常规降压治疗可能会增加不良事件风险。

《中国老年高血压管理指南（2019）》推荐，对于高龄（年龄≥80岁）高血压患者，制定降压治疗方案前需要进行衰弱的评估，特别是近1年内在非刻意节食情况下体重下降＞5%或有跌倒风险的高龄老年高血压患者。2016年欧洲高血压学会与欧洲老年医学联盟针对衰弱的高龄患者的血压管理，建议如下：①制定降压治疗方案时，除了考虑血压水平外，还需对患者进行认知功能与衰弱程度评估；②对于收缩压140～159 mmHg的高龄患者，建议将血压≥160 mmHg作为启动降压治疗的界值；③高龄衰弱老年患者的收缩压控制目标是＜150 mmHg且≥130 mmHg，血压低于此值时应考虑减小降压药物剂量乃至停药；④降压治疗过程中，应密切关注血压过低情况和直立性低血压，以及由此所致的晕厥与跌倒相关性损伤和骨折；⑤钙通道阻滞剂、噻嗪类利尿剂与血管紧张素转化酶抑制剂这些种类的降压药应作为高龄患者的优选药物；⑥对于正在接受降压药物治疗且耐受性良好的患者，进入高龄阶段后仍可继续原治疗方案。

老年冠心病患者如何预防衰弱的发生

衰弱和冠心病相关的机制未完全明确，可能的机制包括低度慢性炎症、胰岛素抵抗和维生素 D 缺乏。研究表明，衰弱会延长急性冠脉综合征（acute coronary syndrome，ACS）患者的住院时间，并提示 ACS 的短期及长期预后不佳。对于衰弱的患者，经皮冠状动脉介入治疗（percutaneous coronary intervention，PCI）的风险和获益很难权衡。衰弱还增加冠状动脉旁路移植术（coronary artery bypass grafting，CABG）术后死亡率。此外，衰弱患者常因运动耐力下降、平衡功能减退、主观畏惧等因素，降低心脏康复参与度与依从性。

老年冠心病患者预防衰弱的措施有以下几种：①运动训练：运动有利于促进肌肉的能量恢复，改善心脏的有氧储备和逆转肥胖。用 1 年或更长时间，每周进行 2 天的运动训练比短期的康复措施更加有效。实施长期、规律的康复运动能有效改善冠心病患者的肌肉力量。②药物治疗：目前临床上对于合并衰弱的冠心病患者更多倾向于药物治疗而较少考虑血管重建等侵入性治疗。老年人多病共存和相关的多重用药是衰弱潜在的重要原因，因此对于年龄较大或体重较轻的患者需要对用药做出调整，充分重视药物不良反应对衰弱的影响，如他汀类药物可导致老年患者疲乏、肌病、跌倒，并可能使老年患者痴呆加重。使用增强肌肉功能的维生素 D、血管紧张素转化酶抑制剂类和睾酮，可改善衰弱并提高心力衰竭患者的功能。其他的药物治疗方法还包括抗抑郁、纠正贫血和改善缺铁等。

老年脑梗死患者如何预防衰弱和（或）失能的发生

　　脑梗死又称缺血性脑卒中，是由脑动脉粥样硬化、栓塞等引起脑部血液供应障碍，进而缺血、缺氧导致的局限性脑组织的缺血性坏死和软化，在老年人群中发病率明显较高，其危险因素主要有高血压、糖尿病、血脂异常、高同型半胱氨酸血症等。症状随梗死灶大小和部位的不同而不同，轻者可能无明显症状，仅在行头颅磁共振检查时发现。常见的症状有头晕、恶心、呕吐、言语不清、肢体运动障碍或感觉异常（如肢体无力、步态不稳或无法活动、饮水呛咳、吞咽困难等），严重时出现意识障碍、脑疝，甚至死亡。

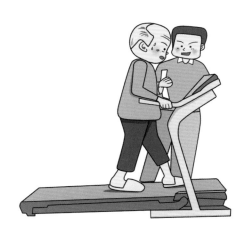

　　老年脑梗死患者如出现肢体运动障碍或更严重的症状，因无法活动容易引起胃肠道功能下降，进而可能引起全身状况恶化，导致生活质量严重下降，甚至生活不能自理。对于新发脑梗死患者应及时就医；对于轻症脑

梗死患者，要预防脑梗死的再次发生和加重，除了定期到医院检查就诊外，还应积极控制危险因素。具体措施包括控制血压，一般需要将血压控制在140/90 mmHg以下；控制血脂，除改善饮食外，需坚持服用他汀类降脂药物，将低密度脂蛋白胆固醇控制在 1.8 mmol/L 以下；控制血糖，应坚持饮食、药物治疗，一般空腹血糖应控制在 7.0 mmol/L 以下，餐后血糖应控制在10.0 mmol/L 以下，糖化血红蛋白应控制在 7% 以下；坚持服用抗血小板药物，如阿司匹林或氯吡格雷，如存在心脏疾病如心房颤动等，则需要服用华法林、利伐沙班等抗凝药物。另外要改变生活习惯，戒烟限酒；清淡饮食，限制食盐摄入量＜ 6 g/d，限制胆固醇的摄入量＜ 300 mg/d，多吃蔬菜、水果、谷类，适量进食牛奶、鱼、豆类、禽和瘦肉；适量运动、避免久坐和卧床；合理安排作息，避免熬夜和劳累。对于出现肢体运动障碍的老年患者，要按照医生建议进行主动或被动训练，如坐位平衡、站位平衡、步行、上下楼梯等，以及日常生活能力训练，如穿衣、进餐、洗浴、刷牙、如厕等。另外，对于老年脑梗死患者要注意其心理和情绪问题，家属应耐心倾听并给予更多倾听和关心，引导患者积极乐观地对待疾病，消除不良情绪对患者的影响，坚定患者对治疗的信心。

老年糖尿病患者如何预防衰弱的发生

老年糖尿病患者有明显的肌肉丢失加速和认知功能障碍的表现，这也是衰弱的关键特征。

2014 年版的《老年 2 型糖尿病管理全球指南》建议，对于合并衰弱的老年 2 型糖尿病患者，HbA1c 可适当放宽至 8.5%。强化降糖方案不适合合并衰弱的老年 2 型糖尿病患者，建议这类人群 HbA1c 应控制在 8% 或以上，或根据个体差异决定其血糖控制上限。

对于合并衰弱的老年糖尿病患者，不推荐特殊的糖尿病饮食及管理，而应适当增加蛋白质及能量摄入。需常规进行营养评估，以明确是否存在营养不良、体重减轻等不良现象。为维持当前体能并阻止功能的进行性减退，需进行轻度的抗阻力、平衡能力训练，并适当增强臂力。

在降糖药物使用过程中有诸多注意事项：需注意低血糖风险，尤其要关注药物联用及饮食不规律人群；需要关注衰弱老年人使用 α-葡萄糖苷酶抑制剂或双胍类药物可能引起的严重胃肠道不良反应及其营养状况；衰弱老年人应用噻唑烷二酮类降糖药物存在充血性心力衰竭及髋关节骨折风险；老年人应用胰岛素时，推荐与照料者密切互动；应用胰高血糖素样肽-1（glucagon-like peptide-1，GLP-1）类似物需注意其胃肠道不良反应所致的营养不良风险及胰腺炎可能。总体原则：从小剂量开始，逐渐增加至合理用量；一线用药不能控制的高血糖，可联用磺脲类或者二肽基肽酶-Ⅳ（dipeptidyl peptidase-Ⅳ，DPP-Ⅳ）抑制剂；对口服药物不能耐受者可调整用药方案为基础胰岛素治疗方案。

阿尔茨海默病患者如何预防衰弱的发生

研究表明，在社区老年人中，衰弱是阿尔茨海默病、血管性痴呆等所有痴呆的重要预测因素。衰弱的女性可能比衰弱的男性更容易患阿尔茨海默病。痴呆患者的身体比同龄人更为衰弱，体重更轻，久坐时间更长，参加常规体育锻炼更少。体育锻炼可能有利于阿尔茨海默病患者的身体功能、认知、日常功能的康复，但其效果高度依赖于坚持锻炼，这对痴呆患者来说是很难做到的。

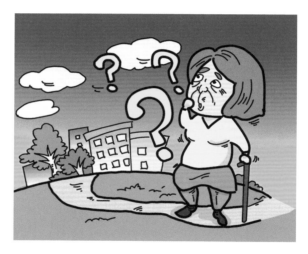

一项针对衰弱与痴呆的干预研究发现，进行 12 周的有氧锻炼和力量训练对于衰弱或非衰弱的老年人，均能提高体力、改善认知、提高生活质量。其中认知功能的改善表现为记忆力、信息处理速度和执行能力评分的提高。而生活质量的提高则主要表现为个人生活或社交生活的改善，如人际关系、兴趣爱好等主观感受上的身心健康，而不是日常生活能力的提高。体力的增强能促使患者参加社交活动，改善情绪和主观感受，减少社会孤立从而减少衰弱的发生。此外，体育锻炼可以增强痴呆患者的力量、平衡、活动能力和耐力。对于衰弱及痴呆患者能否通过体力活动真正获益，还需要更多的干预性临床研究。营养性干预是否对改善衰弱或保持认知功能有益，尚无定论。

老年慢性阻塞性肺疾病患者如何预防衰弱的发生

老年慢性阻塞性肺疾病患者由于气道受损，肺功能下降，出现呼吸困难，患者可能选择不活动或减少活动来避免活动后呼吸困难，但是长期不活动会导致肌肉萎缩，进而出现肌肉功能退化等问题。患者活动受限，导致日常生活活动能力下降，出现不同活动领域的失能。

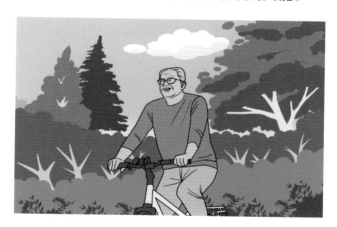

对于老年慢性阻塞性肺疾病患者，建议从以下几方面采取干预措施预防衰弱和（或）失能：①早期识别衰弱或失能风险。家庭生活、自理、社会活动中出现的活动受限是失能的潜在危险因素，是活动功能进一步下降最早的征兆。早期识别老年慢性阻塞性肺疾病患者活动受限是预防失能的关键，可以采用简易躯体功能量表预测患者是否存在失能风险。②肺康复包括患者评估、功能锻炼、自我管理教育和心理社会支持。家庭神经肌肉电刺激疗法可以增强患者肌肉力量和运动耐受性。③加强心理健康指导，心理指导能够使患者恢复、提高自我效能和自我管理能力，显著降低患者的焦虑程度和改善躯体症状。患者在接受心理健康教育后较少关注身体症状。④强化医疗和社会支持，家庭成员、社区居民、社区医疗服务机构应鼓励和帮助患者积极参与社区活动，定期进行肺功能检查和躯体功能测试，设计针对性的康复护理项目。

存在口腔健康问题的老年人如何预防衰弱和（或）失能的发生

世界卫生组织在《关于老龄化与健康的全球报告》中指出："口腔健康是健康老龄化议题中一个重要却又经常被忽视的领域。"衰弱和护理依赖的老年人群口腔健康状态往往不佳。调查显示，多数老年人对牙周疾病及危险因素、刷牙的正确方式、牙刷的更换时间、牙线的作用及使用等情况不甚了解，当出现牙痛时，往往不会及时就诊，牙齿脱落时没有及时安装义齿，多存在由牙齿脱落、口腔疼痛、牙周疾病引起的咀嚼、吞咽困难及言语不清等口腔问题，可能导致老年人营养不良、出现心理问题、社会功能障碍等不良结局。国外研究发现，口腔疼痛与体重减轻及握力下降有一定关系，咀嚼功能受损则会导致体力活动能力下降、步态异常及步速减低。因此口腔问题长期存在，不仅增加心理压力，影响生活质量，也可能成为造成衰弱失能的危险因素。

对于存在口腔健康问题的老年人，特别是有合并症者，有必要通过健康教育的方式鼓励患者定期进行衰弱与口腔疾病的筛查。对老年人群进行口腔健康认知、健康信念、健康行为等干预，增强老年人自身的疾病防治意识，引导老年人养成正确的口腔健康自我管理习惯，纠正不良口腔健康行为，重视牙周疾病及牙齿缺失问题并及时就诊，减少慢性炎症、疼痛及义齿不合适对食物选择的影响，恢复饮食多样化，有效预防衰弱和（或）失能的发生。要对失能老年人的护理人员进行培训，提高其对口腔健康管理的认知理念，也要对存在口腔健康问题的老年人定期进行衰弱的筛查和评估，重视日常口腔护理，减少口腔问题，延缓衰弱和（或）失能的进展。

围手术期如何预防老年人衰弱失能的发生

老年人围手术期衰弱与手术预后及术后病死率密切相关，针对老年患者围手术期的衰弱评估尤为重要。

术前：通过老年衰弱的评分来评估手术风险，以利于医生评估患者的手术耐受力及是否需要进行术前衰弱干预。评估内容包括患者有无认知功能障碍或抑郁症，全面收集胸部 X 线检查、心电图、超声心动图、头部螺旋 CT、双侧颈动脉超声和各项化验检查数据，还应关注血红蛋白、白蛋白、凝血四项、血气分析、炎症标志物及 N-末端脑利钠肽前体数值。

营养干预对改善衰弱老年人的体重下降和营养不良有益，老年衰弱患者术前应加强营养，增加蛋白质摄入，补充维生素 D。术前还应治疗贫血，增加血红蛋白含量，补充铁剂、维生素 B$_{12}$ 和叶酸等。

术中：老年衰弱患者应尽可能选择局部麻醉或神经阻滞，以减少全身麻醉对大脑中枢神经系统的影响。对于已有认知功能障碍的轻型患者，术中可给予少量右美托咪定以加强镇静、镇痛作用，预防术后谵妄。对于手术方式的选择，尽量实施微创手术，减少创伤和术中出血。大手术应常规使用自体血回收法，减少库血的输注。

术后：术后疼痛是最常见的现象，术后多模式镇痛可达到镇痛相加、不良反应相减、安全有效的目的，对于老年衰弱患者是很好的术后镇痛管理模式。术后根据病情需要将患者转入 ICU 加强治疗以度过围手术期，或转入相关科室以获取专科治疗，促进患者术后康复。

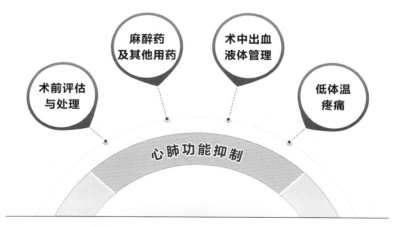

围术期以心肺功能保护为导向的综合管理策略

第五章
老年共病合并衰弱失能的康复运动评估

运动对衰弱失能的老年人有效吗

科学研究证明，运动可以延缓衰老，养成长期规律运动的习惯可以有效维持老年人各器官系统的功能，延缓各个器官系统的功能衰退。经常运动的老年人中，冠心病等心血管疾病的发病率比不运动的老年人低。任何时候开始运动都会获益，文献报道 90 岁的老年人进行 8 周训练后，肌力增加 174%。笔者治疗过因腰痛导致血压高且常年坐轮椅的 98 岁长者，在药物和理疗效果不佳的情况下，经过 8 周循序渐进的运动康复训练，腰背肌力量明显增强，腰痛完全缓解，血压恢复正常，能独自短距离行走，最终康复出院。

经常运动对老年人有哪些益处

运动对人体的影响是多方面的，包括肌肉骨骼、心肺功能、神经系统、免疫力、内分泌代谢等。运动可以提高衰弱失能老年人的骨骼肌质量、肌肉力量、心肺功能，以及改善老年人的睡眠和精神心理状态，提高机体免疫能力，有利于血糖及血脂的控制、预防和延缓骨质疏松，有效控制或减少多种慢性病的发生，有效延缓或逆转衰弱，有利于维护身体功能和生活质量。

WHO 推荐老年人运动量应该为多大

对于活动量不足（＜150分钟/周）和久坐（≥540分钟/日）的老年人，衰弱和失能的发病率可高达50%。因此，运动对老年人预防衰弱和失能是至关重要的。

WHO 建议年龄大于65岁的老年人每周至少应进行150分钟中等强度的有氧运动，或每周至少进行75分钟较大强度的运动。不能达到上述运动量时，推荐老年人在自己的能力和条件允许情况下，尽可能多地进行运动。

哪些老年人不宜进行运动训练

中高强度运动训练前应及时咨询医生，评估是否可以进行运动锻炼，以及运动方式、运动强度。切勿在未进行任何评估下擅自进行中高强度的运动。

存在下述疾病时，应尽量避免运动，待病情稳定且经专业医师评估后再进行运动。这些疾病包括：①不稳定性心绞痛；②不受控制的高血压［静息收缩压＞180 mmHg和（或）静息舒张压＞110 mmHg］；③有症状的直立性血压下降＞20 mmHg；④显著的主动脉瓣狭窄（主动脉瓣面积＜1.0 cm^2）；⑤未控制的房性或室性心律失常、窦性心动过速（＞120次/分）；⑥未控制的心力衰竭；⑦未安装起搏器的三度房室传导阻滞；⑧活动性心包炎或心肌炎；⑨近期的栓塞病史；⑩急性血栓性静脉炎；⑪急性全身疾病或发烧；⑫不可控的糖尿病；⑬禁止运动的严重骨科疾病；⑭其他代谢性疾病，如急性甲状腺炎、低钾血症、高钾血症或急性消化道出血（未经充分治疗）。

为什么在运动前、中、后要进行评估呢

运动有风险，医生评估很重要。如同药物治疗一样，运动治疗需要达到一定的运动量才能起到应有的治疗效果，但是运动量过大相应的风险也在增加。运动会增加心脏负担，增加心脏意外风险，甚至可能导致猝死，长期不当的运动锻炼也会埋下健康隐患。

运动训练前的个体化精确评估是必不可少的，其不仅是制定运动处方的依据，也是评估患者危险分层的核心内容。在运动中实时监护、记录老年人的心率，更能直观地了解并确定老年人的运动方式及运动强度，确保循序渐进地增加运动强度。在出现运动不适时，须暂停运动，必要时调整运动量，避免运动风险。

运动后的评估，可以增强运动训练的效果、了解运动的难易程度及老年人的主观态度，为长期科学个体化运动训练提供科学依据。

运动前需要进行哪些评估呢

老年人进行运动前评估的主要意义在于全面的运动能力评估，了解老年人实际运动的能力，医生据此制定科学的运动处方，减少运动风险的发生。

评估主要包括常规医学评估和体适能评估。医生要回顾老年人以往的病情，主要包括病史（如既往是否存在心肌梗死、脑卒中、骨骼肌肉疾病等）、危险因素（如吸烟、高血压、高脂血症、糖尿病）、生活方式（如烟酒嗜好、运动习惯），还包括辅助检查，如血生化、胸部 X 线检查、心脏彩超等；体适能评估包括心电图运动试验，6 分钟步行试验，肌力、柔韧性及平衡功能评估，身体各部位的关节功能评估等，还需要进行衰弱、肌少症、日常生活能力的评估和诊断，确定运动强度和运动方式等。

运动中需要监测的指标有哪些

运动中主要需要监测心率和主观感受，如果老年人有条件可以到医院，请医生指导运动中的合适心率范围和主观疲劳程度。对于没有高危因素的老年人也可通过以下几项简单的指标进行自我评估：①对运动的临床反应：若存在气促、头晕、胸痛、呼吸困难等情况应减少运动量或停止运动；②心率：年龄＜ 60 岁的中老年人，心率＜ 120 次 / 分，说明运动量适宜，如果心率达到 130 ～ 140 次 / 分，说明运动已超量，应减少运动量，以免心脏负荷过重；年龄＞60岁的老年人，运动中心率应＜110次/分，若心率变慢或脉律不齐，应立即停止锻炼，并及时就医。有条件者在运动中可持续进行血氧、血压、心电图监测。

什么是靶心率？如何确定运动中的靶心率

有氧运动心率有一个特定的范围，在运动中，使心率维持在这个特定的范围内，并延续一定的时间，才能获得运动的理想效果。因为心率过慢，训练效果差；心率过快，又对健康存在威胁。这种能获得最佳运动效果并能确保安全的运动心率就是靶心率。

科学个体化的靶心率是代表运动强度合适的重要指标，对于运动训练安全性和有效性至关重要，医生会根据运动试验评估结果，为老年人设定运动中的靶心率，这样获得的运动靶心率是最科学的。如身体状况较好、暂无条件到医院就诊的老年人，可借助简单公式粗略计算。

靶心率的标准计算公式：（最大心率－安静状态下心率）×（60%～80%）＋安静状态下心率。公式中最大心率＝220－实际年龄。但是为了安全和简便起见，老年或慢性病人群，靶心率大致控制在（170－年龄）至（180－年龄）的范围即可，如70岁的老年人，他的靶心率一般控制在（170－70）～（180－70）=100～110次/分。对刚刚开始运动的老年人，增加0.9的安全系数更保险，如同为70岁的患者，他的靶心率开始宜先控制在（170－70）×0.9～（180－70）×0.9=90～99次/分。

值得注意的是，靶心率还应该根据具体情况灵活确定，不同时期的健康状态、环境、季节、心情等对运动量的选择会产生一定的影响，如患急性上呼吸道感染或其他急性病期间、闷热的天气、暴晒的环境或大悲大喜等情况，运动强度和运动时间均要相应降低和缩短，心率指标亦相应降低和缩短，以保证安全。相反，随着患者有氧运动能力的提高，靶心率也相应提高，以增强健身效果。如以上述公式计算的靶心率进行运动时，明显出现疲劳或者身体不适症状严重，说明计算出来的靶心率不太合适，需要适当降低靶心率。

运动后哪些指标可以评价运动效果呢

客观指标包括血压、心肺功能、肌量、肌力、体重、体脂率、功能测试（步速、5 次起坐、单腿站立、起立行走）等，这些客观评价指标能帮助医生更好地评估运动效果，也可以作为调整运动方案的依据。锻炼初期，由于新陈代谢加强，体内脂肪和水分消耗较多，体重可能减轻一些。过一段时间以后，由于肌肉质量和体积的变化，此时可观察到体脂率下降，肌量升高，体重保持在一个比较稳定的水平。

另一重要的评价指标是老年人的身体功能。运动可以增强上下肢的肌肉力量，使老年人的握力增加、步速加快、5 次起坐时间明显缩短。

如果运动量适宜，则清晨脉搏变化不超过 3 次 / 分，血压变化范围不超过 10 mmHg。如果运动后数天内出现安静时脉搏、血压持续上升，而体重、肺活量持续下降的情况，则说明运动量过大，应注意减少运动量。

老年人如何自我评价运动效果

运动效果也可以通过以下主观指标进行评价：①饮食：通过适当运动，可增强胃肠消化功能，改善食欲。②睡眠：运动一般都会改善睡眠，若通过一段时间的锻炼，反而失眠加重，且出现腰酸体痛难忍的现象，则考虑是否运动过量，应及时调整运动方案。③疲乏程度：一般来说，老年人在运动后，特别是刚开始锻炼后，会有轻重不等的疲乏感，而随着锻炼的经常化，适应性增强，疲乏感会逐渐消失。如果在健身锻炼后，不仅不觉得轻松愉快、精力充沛，反感困乏感越来越重，甚至产生厌倦感，这说明运动量过大，可适当调整运动方案。

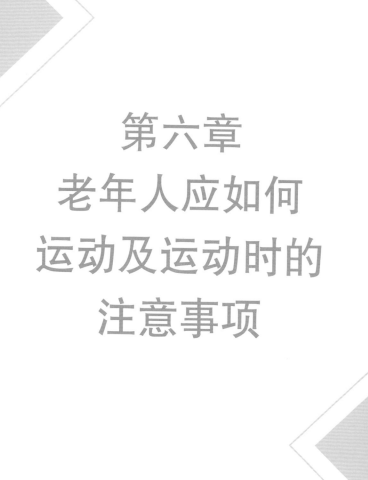

第六章
老年人应如何
运动及运动时的
注意事项

老年人的运动强度该如何控制

为了保证运动的有效性和安全性，建议衰弱失能老年人，从低强度运动开始，逐渐增加至中高强度运动。第五章中提到的靶心率是判断运动强度的重要指标，详见第五章相关问题。

Borg 劳累评分量表

你感觉现在有多用力？（请打分，6～20分）

分值	评价
6 7 8	极轻
9 10	很轻
11 12	比较轻
13 14	有点用力
15 16	用力
17 18	很用力
19 20	极用力

有氧运动除了靶心率以外，还可以通过 Borg 劳累评分量表进行自我运动困难程度评价，Borg 评分为 6～20分，代表了运动时感觉十分轻松到运动时感觉筋疲力尽，对于老年人来说，Borg 评分控制在 12～14分即可。

重复一次最大重量（one-repetition maximum，1RM）常用于描述抗阻运动强度，指的是某个特定动作在完整执行一次的情况下，所能承受的最大重量。通常建议老年人以较高的重复次数（12～15次）和较低的强度（30～55% 1RM）开始训练肌肉耐力，并掌握适当的运动技巧，最终渐进到更少的重复（4～6次）和更大的强度（80% 1RM），以获得最佳的肌肉力量和功能。每个动作进行2～3组的训练，每组动作间隔1分钟，每周进行2～3天抗阻训练，同一肌肉的练习时间应至少间隔48小时。

每周进行多少次运动训练比较合适呢

原则上建议老年人每周进行5～7天中—中高强度的有氧运动；每周对每个大肌群进行2～3次抗阻训练，同一肌群的练习时间应至少间隔48小时。目前，越来越多的研究推荐身体条件较好的老年人进行多模式训练，其最佳频率是每周2～3次，每次运动约1小时，包括5～10分钟的热身（平衡和柔韧性运动），30分钟的有氧运动，10～20分钟的抗阻运动和5～10分钟的放松训练。

在运动中老年人有哪些注意事项

对于衰弱及失能老年人，运动的安全性应放在首位，主要坚持以下原则。

1. 要根据自己的身体状况选择合适的运动项目，运动前可以咨询医生，通过简单的医学评估和体适能测试，评估自己的身体状况。

2. 要循序渐进地进行运动，切勿操之过急，运动的效果是长期积累的，动作要由易到难，由简到繁，时间逐渐增加，从低强度开始逐渐到中高强度。

3. 运动时要注意蛋白质的补充，运动会消耗肌肉纤维，如果补充蛋白质不及时、不充分，就会使肌肉大量流失。运动后摄入充足的蛋白质可以提高基础代谢率，帮助身体燃烧脂肪，提高运动时的体力水平，帮助身体恢复，促进肌肉增长。

4. 要进行运动前的热身活动和运动后的放松训练，许多老年人可能忽略了这一点，热身和放松活动可以提高运动水平，防止肌肉损伤。

5. 运动时应掌握正确的呼吸要领，即用力时呼气，放松时吸气，任何时间都不可憋气，憋气可能增加老年人的心脏负荷，诱导心脑血管疾病的发生。

6. 运动中出现心悸、胸闷、呼吸困难等情况应及时停止运动，若休息后不适感仍未缓解，则应立即就医。

什么是抗阻运动？为什么说抗阻运动对衰弱失能老年人至关重要呢

抗阻运动是肌肉在克服外来阻力时进行的运动，并且随着运动能力的提升老年人对运动强度需求逐步加大。常见的运动方式包括利用自身重量进行的动作，如深蹲、平板支撑、臀桥等；也包括利用弹力带、哑铃、沙袋等器械进行的动作。大部分老年人首选有氧运动，而忽略了抗阻运动的进行。这就导致运动强度不够，从而达不到增肌的效果。抗阻运动不仅可以增加肌肉力量和质量，更能延缓运动功能丧失、强壮骨骼和关节。抗阻运动不只是年轻人的可选择项目，老年人若进行合理的抗阻运动可以有效地提高肌肉骨骼力量、爆发力、肌肉质量、骨密度和改善功能，还能有效预防和延缓衰弱。因此，抗阻运动对于衰弱失能老年人的功能训练至关重要。

老年人如何利用弹力带进行抗阻运动

弹力带由于轻巧，可随身携带，被比喻为"行走的健身房"。不同颜色代表着不同阻力。可以有效改善肌肉力量、身体活动能力和灵活性，帮助预防和治疗老年人的多种慢性疾病，如肌少症、衰弱、老年性肥胖等。弹力带正确握法为将弹力带缠绕于手掌四指 1 ～ 2 周，以大拇指调控，两端保持一致。常用的几个动作如下。

1. 弹力带站 / 坐姿臂屈伸：身体直立，两脚微微开立，用两脚固定弹力带中间，上臂贴紧身体，保持上臂固定，两肘微屈。用力向上屈肘，到极限位置，静止两秒钟，返回起始位置，重复

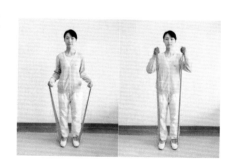

12 ～ 15 次，进行 2 ～ 3 组，组间休息 1 分钟。

2. 弹力带划船训练：躯干保持直立坐于椅子上，双手握住比肩稍宽的弹力带，上臂贴于躯干，肘部弯曲 30° 左右，向前方缓慢推弹力带至肘部伸直，上肢与地面平行，静止两秒钟，缓慢回到初始位置。重复 12 ～ 15 次，进行 2 ～ 3 组，组间休息 1 分钟。

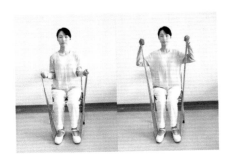

3. 弹力带高抬腿：躯干保持直立坐于椅子上，大腿并拢，用弹力带绑住双腿，缓慢抬右腿，尽量抬高，静止两秒钟，返回起始位置。重复 12 ～ 15 次，做完 1 组动作后换腿进行，每侧进行 3 组，组间休息 1 分钟。

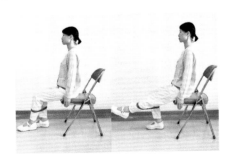

4. 弹力带转体：身体直立，两腿与肩同宽站立，单手缠握弹力带，另一端固定于对侧脚下（站姿）或躯干保持直立坐于椅子上，单手缠握弹力带，另一端固定于椅背上（坐姿），缓慢旋转躯干带动握弹力带一侧手臂外展，外展至最大幅度。双侧均重复 12 ～ 15 次，进行 2 ～ 3 组，组间休息 1 分钟。

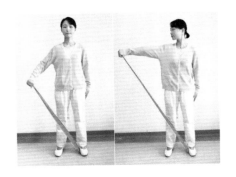

如何安全有效地利用哑铃进行运动

长期坚持举哑铃，可以修饰肌肉线条，增强肌肉力量，增加肌肉耐力。需要注意的是，老年人在选购哑铃的时候要量力而行、循序渐进、确保安全，不要一味追求重量，对于功能下降严重的老年人一开始可以选择用矿泉水瓶代替。具体动作如下。

1. 哑铃弯举：直立，双手持哑铃垂于体侧，掌心相对，两肘靠身体两侧。以肘关节为支点，向上举哑铃，同时前臂外旋掌心朝上，举至最高点，稍停，然后还原。重复 12～15 次，进行 2～3 组，组间休息 1 分钟。

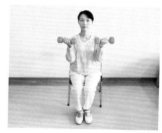

2. 哑铃上举：直立，双手持哑铃垂于体侧，掌心相对，两肘靠身体两侧。以肩关节为支点，将哑铃慢慢上举过头顶，稍停，再缓慢放下双臂。重复 12～15 次，进行 2～3 组，组间休息 1 分钟。

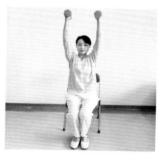

3. 提铃下蹲：双手各持哑铃垂于体前，两脚自然开立，与肩同宽，腰背挺直，身体前屈，抬头，直到上体约与地面平行。然后下背肌收缩用力使上体还原。重复 12～15 次，进行 2～3 组，组间休息 1 分钟。

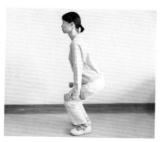

什么情况下可以利用沙袋进行运动

老年人在日常散步时，可以将便携式小沙袋绑至双侧脚踝处，给腿部负重，锻炼腿部肌肉，增强下身肌肉的综合能力，对提高脚腕耐力、步法移动的灵活性等有帮助。此外，对于担心哑铃安全性的老年人，也可以在手腕上绑沙袋负重进行相应的举重练习。在选择沙袋重量时也需要保证循序渐进，可以从 0.5～1 kg 开始逐渐增加重量。

在没有器械的情况下如何进行抗阻运动

除了利用弹力带、哑铃、沙袋等器械，老年人还可以利用自身体重进行抗阻训练。可以做以下几种动作。

1. 坐-站转移：坐在床边或者椅子上，双手交叉抱于胸前，借助双腿的力量缓慢站起，停 2～4 秒后慢慢坐回床边或椅子上。重复 12～15 次，进行 2～3 组，组间休息 1 分钟。

2. 勾脚（踝泵）：平躺或坐在椅子上，下肢伸直，大腿放松，将脚尖缓缓向上钩，尽力使脚尖朝向自己，至最大限度时保持 2～4 秒，然后脚尖绷直下压，至最大限度时保持 2～4 秒，然后放松。重复 12～15 次，进行 2～3 组，组间休息 1 分钟。

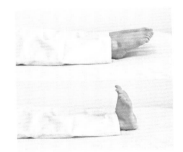

3. 直腿抬高：平躺或坐在椅子上，一腿屈膝，另一腿伸直，将腿缓慢抬高 30 ～ 50 厘米，停 2 ～ 4 秒，再缓慢还原。重复 12 ～ 15 次，做完 1 组动作后换腿进行，每侧进行 3 组，组间休息 1 分钟。

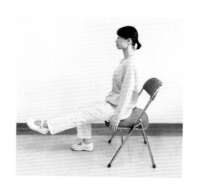

4. 臀桥：仰卧，屈膝，双脚略向两侧分开间距略大于肩宽。双臂向两侧分开放在地面上。发力，将臀部向上顶起，中下背和大腿也向上抬起，直到整个躯干从肩部到膝盖基本处在一条直线上，并与小腿大致垂直。保持 2 ～ 4 秒后缓慢还原。重复 12 ～ 15 次，进行 2 ～ 3 组，组间休息 1 分钟。

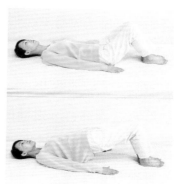

常见的老年人的有氧运动方式有哪些

有氧运动是指人体在氧气充分供应的情况下进行的体育锻炼。适合老年人进行的有氧运动主要有以下几种。

1. 快走：快走是指达到规定的强度和时间，从而实现锻炼心肺能力、调节免疫功能目的的步行运动，它是老少皆宜、最简单而又最能坚持的有氧运动。一般来说，快走的速度要达到 4.8 千米 / 小时。如果无法测量行走距离，可以利用"谈话测试"方法，即行走中可以与旁人交谈，但是却无法唱歌，这种速度的行走就是快步走。

2. 慢跑：它是进行较长时间、较慢速度、较长距离运动的有氧锻炼方法。此项运动简单，不受场地、器材限制，可在田径场、公园等地进行。慢跑不仅可以提高运动的速度、耐力、灵巧性、协调性等，还可以延缓运动器官和内脏器官的衰老，保持旺盛精力与强健体力。

3. 太极拳：作为中国传统的体育项目受到国内外民众的喜爱。有大量的研究显示太极拳为中等强度有氧运动，能够有效提高平衡能力、下肢肌肉力量和身体的柔韧性，预防跌倒，是一种良好的健身运动，也是防病、治病的健身运动处方。

4. 八段锦：八段锦的练习无须器械，不受场地限制，相对太极拳来说简单易学，节省时间。主要通过双手托天理三焦、左右开弓似射雕、调理脾胃须单举等八个动作刺激经络、穴位，来达到锻炼人体五脏六腑的目的。

5. 广场舞：是群体性活动，有助于老年人交流和沟通。伴着优美的音乐，广场舞动作可简可繁，动作速度可快可慢，运动范围可大可小，运动量容易调整。可以使头颈、躯干、四肢更加灵活，塑造良好体态，增强柔韧性，维持神经、肌肉的协调能力。

其他有氧运动方式包括登山、骑自行车、游泳、打球等。老年人可根据自身情况和条件选择单种或多种活动方式，但是为了达到有氧运动的效果，应该保证进行至少连续 15 分钟不间断的单种或多种方式的运动。

为什么要进行平衡、柔韧性的运动

对于衰弱失能老年人来说，肌肉质量和功能的下降很容易导致跌倒骨折，逐步的平衡性训练，可以有效地提高平衡能力，增强下肢力量、提高协调能力。柔韧性锻炼可以降低肌肉的紧张度，使僵硬的肌肉得到放松，有利于提高老年人身体活动的灵活性和协调性。平衡及柔韧性运动可作为有氧和抗阻运动的热身及放松训练，既能防止出现由突然加大运动强度导致的伤害，又可以使各项运动的作用发挥到最大化。

有哪些常见的平衡及柔韧性运动

1. 单腿站立：睁眼或闭眼，伸直双手或双手叉腰，一腿弯曲抬起，一腿站立尽可能长的时间，双腿轮流进行。

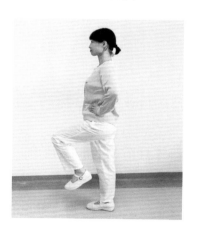

2. 脚跟碰脚尖直线行走：画一条直线，向前迈步时，把前脚的脚后

跟紧贴后脚的脚趾前进，步行轨迹尽量和直线重合。

3. 快速踩踏：在墙边堆放纸盒、废旧纸张、书籍，或放置一个凳子，高度 10 ～ 20 厘米。面向堆放物，两脚分开站稳，一侧腿快速迈步，踩踏堆放物，然后收回，单腿反复快速练习，踩踏 10 ～ 20 次，再换另一条腿，练习 1 ～ 2 组。除正面快速踩踏练习外，也可调整站位，使堆放物在身体两侧，然后做侧向的快速踩踏练习。

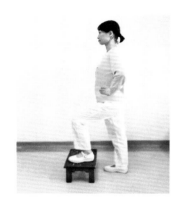

4. 坐位体前屈：坐在椅子前 1/3 ～ 1/2 处，伸直双腿，勾脚，屈身尽量触摸脚趾。重复 12 ～ 15 次，进行 2 ～ 3 组，组间休息 1 分钟。

此外，太极拳、八段锦、健身操、瑜伽等项目对改善老年人平衡能力和柔韧性也有明显的效果。

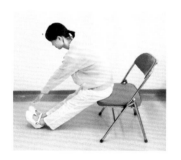

常见运动器材的种类有哪些

运动器材是人们参与体育活动的重要媒介，功能繁多、种类各异。除用于竞技体育和极限运动的器材外，常见的有抗阻类器材、健身类器材、虚拟体感类器材。

抗阻类器材体积较小，常用于增强自身肌肉力量，如哑铃、沙袋、弹力带、阻力伞等。健身类器材通常占地面积较大，不易移动，主要用于耐力训练，如跑步机、功率单车、椭圆机、划船机等。虚拟体感类器材是基于人体动作捕捉的虚拟交互式健身器材，能采集参与者在三维空间移动的位置信息，使运动发生在数字化的虚拟场景中。

哪些运动器材适合老年人进行运动锻炼呢

弹力带具有轻巧、灵活、功能性强、便于携带、安全性高等特点，深受广大老年朋友喜爱。老年人可以利用弹力带进行身体特定部位的锻炼，增强肌肉力量，并且可依据自身体能情况自行调整弹力带的松紧程度，实现自我掌控。利用哑铃锻炼对老年人来说具有一定的难度和风险，当然市场上也有适合老年人的小型沙袋和哑铃，在运动初始阶段还可以使用矿泉水瓶替代。

运动前可在专业医护人员的评估和指导下选择合适的器材，从小重量器材开始，循序渐进增加重量，避免受伤。

健身类器材常可在健身房里见到，跑步机是我们比较熟悉的，它的原理就是模拟运动者在平坦的地面上跑步，相对简单。如果喜欢趣味性强的运动，那么可以试一试功率单车、划船机或者椭圆机，它们不仅可以提高运动效率，还能减轻运动时膝盖的磨损，也是不错的选择。

当然，对于喜欢户外运动的老年人来说，只要穿上一双舒服的鞋子就可以出发啦。散步、快走、慢跑、登山等都是不错的选择。

如何选择适合自己的运动器材

选择适合自己的运动器材是老年人运动获取最大益处的关键一步。在运动的初始阶段，我们应端正态度，不要选择难度系数较大的运动器材，否则不仅运动效果不显著，还可能会伤到自己；也不建议选择难度系数很小的器械，利用这种器械进行运动所产生的效果也不会特别显著。适合老年人的运动器械应是锻炼后能让身体有轻微疲劳感的，这样的运动效果才是最佳的。随着身体功能和肌肉力量的逐步增强，可选择再逐渐增加器械的重量。

另外，我们要尽量选择摩擦力较大的运动器材，这种器材在使用时手感较好、不易脱落，安全性相对较高。还应注意所选运动器材的材质，优先选择材质较轻的器材进行训练，减少发生意外时的伤害，这种器材对老年人相对友好。

日常生活用品也可以代替运动器材吗

我们随处可见的日常生活用品是辅助老年人锻炼的另一个好帮手，如装水的矿泉水瓶、购物手提袋、木制小板凳等。我们可以利用熟悉的日常用品灵活地锻炼，这样既可以产生良好的运动效果，同时也增加了运动的趣味性，保证了老年人可以随时随地进行运动锻炼。同样值得我们注意的是，利用日常生活用品锻炼前，首先要评估自己的身体能力，选择适合自己的重量。时刻牢记运动的原则：运动前做好热身准备，运动中均匀呼吸，不要憋气，运动后做好放松运动。整个运动过程要循序渐进，不要一味地追求器材重量而伤到自己，如有意外发生应立即停止运动并及时联系家人和医生。

在使用弹力带、沙袋、哑铃时，有哪些注意事项呢

在进行所有运动的过程中，我们都要做好热身和放松运动，借助弹力带、哑铃训练时也不例外，这一点千万不可马虎。因为热身运动可以提前唤醒你的肌肉，让身体的血液更多地流向四肢肌肉，这可以让肌肉提前适应，大大减少运动伤的发生，同时也能显著增强运动效果。运动后的放松训练可以缓解肌肉的紧张感，使身体获得充分的放松，为下一次的运动打好基础。运动时要注意均匀呼吸，尽量不要憋气以免意外发生。如果突然有胸闷、气短等不舒服的感觉，要立刻停止训练并及时就医。

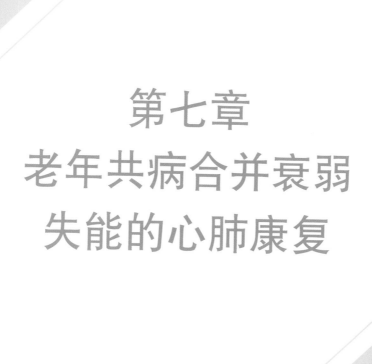

第七章
老年共病合并衰弱
失能的心肺康复

心脏康复有什么益处

心脏康复可以促进急性心脏疾病的康复，改善衰弱失能、跌倒等情况，增强老年人独立生活能力和认知功能，改善生存质量并提高生存率。通过运动进行心脏康复训练有诸多的益处。

1. 老年人通过进行心脏康复运动，可以减少凝血因子，从而降低血栓形成的风险。

2. 对于有久坐习惯的老年人，心脏康复可以改善动脉顺应性，也就是说让老年人的动脉更有弹性，从而帮助维持血压的稳定。

3. 增强心脏缺血的预处理效应，延长发生心脏事件的反应时间，为黄金治疗时间提供更多的可能性。

4. 在康复运动中，可以逐步提高老年人身体功能和生活能力，使老年人有机会再次体验积极的生活方式，延缓衰弱、失能的进展。

5. 增加老年人的肌力、关节活动度、平衡性、柔韧性及稳定性，降低跌倒的风险。帮助老年人更多地参与日常活动，如上下楼梯、购物、做饭等。

6. 运动训练可以降低老年人骨骼中矿物质流失的速度，延后骨质疏松发生的时间。

7. 运动训练能增加老年人身体的能量消耗，控制体重，减轻肥胖，降低胰岛素抵抗，降低心血管疾病再次发作的可能性。

8. 在社会心理层面，老年人进行运动训练不仅可以提升自我形象、重新树立自信心、提升幸福感，也能减轻焦虑、改善抑郁状态。

心脏康复安全吗？什么时候做最合适

心脏康复适合心脏情况稳定和全身状况稳定的老年心脏病患者。研究表明，在进行监护的情况下做心脏康复训练，每进行8484次运动会发生1例心脏事件，这说明，在有旁人保护的情况下，按照科学的心脏康复原则进行训练，心脏康复训练发生风险的概率较低。

尽早地进行心脏康复训练既可以帮助老年人改善身体功能、提高生活能力，又能提高老年人进行康复训练的依从性，持续的心脏康复训练对身体是有益的。所以过了心脏疾病急性期的患者均可以早期开始进行心脏康复，并且进行心脏康复时间越长，获益越大。

必须强调的是，心脏康复前必须由专业医生进行全面评估，排除运动相关风险，随后在科学指导下开展，老年患者及其陪护人员可以向专业的心脏康复医生进行咨询。

没有并发症的心肌梗死的患者或者接受经皮冠状动脉介入术的患者可在住院治疗一周后开始进行心脏康复；住院期间出现并发症或者接受冠状动脉旁路移植术的患者则应稳定一段时间后再考虑进行心脏康复；通过股动脉或者桡动脉行冠状动脉介入术的患者应等血肿和不适消除后再行心脏康复。

心脏康复人人都可以做吗？
康复前还需要做评估吗

进行心脏康复前，医护人员要对老年人进行风险评估和体能测试，制定康复方案。先进行病史采集和体格检查，然后在心电图监测下行运动试验评估，筛查不良事件高风险人群，同时也能帮助确定运动训练强度的安全范围，预防心血管并发症的发生。依据美国心脏协会发布的《运动风险分层指南》，可将人群分为 4 类。

A 类人群：身体健康，没有临床证据显示运动时心血管事件风险增加。

B 类人群：存在稳定的冠心病，在剧烈运动时有较低的心血管并发症风险。

C 类人群：有反复的心肌梗死或心搏骤停史、NYAH 心功能分级为Ⅲ级或Ⅳ级、运动试验中有显著的心肌缺血，这类人群在运动训练中存在中度或高度的心血管并发症风险。运动中需要接受连续性的心电图检测，直至确认该训练方案的安全性。

D 类人群：心血管疾病不稳定期，需限制活动，有运动训练的禁忌证。

简单来说，A 类人群目前身体没有异常，可以放心运动。B 类人群身体素质尚可，但进行剧烈运动时要当心。C 类人群身体素质较差，禁止进行剧烈运动，进行轻中度运动时需要小心谨慎、做好监护。D 类人群处于疾病的活动期，身体耐受不了运动的刺激，禁止进行运动训练。

如何进行心脏康复前的评估

运动试验评估有多种方案（如运动平板试验、踏车运动试验、台阶试验、6分钟步行试验、心肺运动试验），如何选择合适的方案取决于老年人的身体一般情况、心肺功能情况及可用设备等。

进行运动试验评估时，医护人员会向老年人及陪护人员讲解运动试验流程和注意事项、可能存在的运动风险及应对措施，老年人需要签署知情同意书。老年人在运动中需要严格按照医护人员的要求去做，中间有任何不适需及时告知医护人员。

运动评估后，医护人员会做出综合分析，并给出运动试验报告和运动处方。如评估运动风险大，可能会暂缓运动训练或者进行监护下的运动训练。

进行心脏康复的处方有哪些

心脏康复包括五大处方：药物处方、运动处方、营养处方、心理处方（含睡眠管理）、戒烟限酒处方。

1.药物处方：药物处方是指心脏病患者出院后规律服用药物的方案。药物处方是在专科医生的指导下制定的，根据病情不同，用药的剂量、频次、持续时间也各不相同。研究证据表明，坚持服药能有效预防心血管事件再次发生，因此特别建议老年人定期到医院随访，评估健康状态和指标变化，以便及时调整用药方案。

2. 运动处方：运动是心脏康复的核心，在身体条件允许的情况下，较早进行运动康复能有效改善患者的临床症状、提高心脏功能、提升运动能力和生活质量。在对老年人进行风险分层和心肺功能试验评估后，心脏康复医生会给老年患者制定科学的个体化运动处方。运动处方包括有氧运动、抗阻运动、平衡训练和柔韧性训练。

3. 营养处方：营养膳食是心脏康复实施较为容易的一环。均衡的膳食是维持身体健康的基础。食物总能量、油脂、脂肪摄入过多，饭菜过咸，蔬菜、水果摄入不足等都会导致营养失衡，这也会增加心血管病发生的风险，而科学合理的膳食可降低心血管疾病风险。医生制定个体化营养处方前会评估老年人当前存在的营养问题、饮食习惯，随后依据处方制定健康食谱，指导其改变饮食习惯，逐步实现均衡营养的目标。

4. 心理处方：如果不幸罹患心脏疾病，我们的潜意识里多少会产生一种焦虑、恐惧感，随之面临精神压力、情绪波动、睡眠问题等。不良的情绪问题会影响康复效果，老年人无法解决这类心理问题时，应积极寻求医生的帮助，通过必要的检查和权威的解答可减少不必要的担心，以一种积极向上的心态参与康复。对于难以克服的心理障碍，可在专科医生的指导下适度服用一些抗焦虑、抑郁的药，逐步改善老年人的精神状态。

5. 戒烟限酒处方：吸烟是心血管疾病发生和导致患者死亡的危险因素，而戒烟本身就是一种经济有效的干预处方。戒烟的动机对于戒烟成功与否至关重要，我们应以合理的方式强调吸烟对健康的危害性、戒烟的益处。通过评估烟草依赖程度，制定戒烟方案，提供戒烟相关书籍和案例以指导戒烟过程，必要时可使用辅助戒烟药物。而过量饮酒可引起血脂代谢紊乱，增加心血管疾病的发生风险，而限制酒精摄入或戒酒有利于改善机体代谢、提高心血管功能、加快心脏康复进程，戒烟和限酒过程遇到障碍时应该主动与家人、医生沟通交流，从而解决问题。

如何正确把握心脏康复运动的强度

推荐老年人 1 周至少运动 3 次（条件允许的情况下可以每天运动），持续 12 周，逐渐养成坚持运动的习惯。可以通过靶心率或者心肺运动试验中的无氧阈值来确定适宜的运动强度。靶心率即运动中理想的目标心率，数值在（170 − 年龄）至（180 − 年龄）。但考虑老年人总体体力较弱，不必在初次运动时就达到靶心率，应循序渐进，通过多次的运动逐渐达到靶心率的 80% 左右即可。还可以依据 Borg 劳累评价量表来进行运动强度判断，Borg 劳累评价量表是分数为 6 ～ 20 分的连续整数量表，不同的数值表示劳累程度的不同，老年人在 12 ～ 14 分为宜。关于 Borg 劳累评价量表见第六章第一个问题。

运动中的注意事项：应注重运动前充足的热身，包括关节活动度和柔韧性训练等，保证心肺功能和肌肉提前进入适应状态，极大减少受伤可能性的同时又能显著增强运动效果。运动后的放松活动也同样重要，它不仅可以拉伸肌肉、缓解肌肉酸痛感，还可以促使运动产生的额外热量逐渐消散。老年人的血管压力感受迟钝，运动产热后会扩张外周的血管，血压会相应下降。老年人如果运动后不进行放松训练，外周血管在较长时间内仍处于一种扩张状态，那么就会大大增加低血压的发生风险。此外，由于老年人的运动心率恢复到静息心率所需的时间要长于年轻人，所以进行心脏康复运动后往往需要更长的休息时间。

随着年龄的增长，皮肤血流量会逐渐减少，皮肤出汗量也会相应减少，这会使得运动时的体温调节效率降低。因此，如果所处的环境温度较高或者较潮湿，建议老年人适当减少运动强度和运动时间，以便确保运动的安全性。

运动推荐穿着舒适的鞋子和宽松的衣服，最好能在一天中精力最充沛的时候进行，这样能保持运动的热情和积极性。同时，家庭成员或者朋友的参与，也会在老年人训练时给予鼓励和支持，延长训练持续时间。运动中要遵循循序渐进的原则，逐步增加训练的强度，如果察觉身体不舒服应立即停止当前运动并及时求助就医。

心脏康复运动训练有哪些类型？如何选择

心脏康复运动训练主要分为有氧运动和抗阻运动。有氧运动包括快走、慢跑、骑自行车、游泳、跳舞等，采用多种多样的训练方法既可以提高我们参与训练的热情，又能愉悦我们的身心。当然，快走无须专门的设备、设施、技巧训练，是有氧运动中最简单、最安全的一种运动。在训练开始时，我们可以每日快走 20 ～ 30 分钟，运动强度保持在轻度到中度，运动期间可以适当休息。运动强度也可以利用"谈话测试"方法来评估，即运动时保持仅可以与同伴交流的强度，该方法对老年朋友来说十分简便。如果运动后能感受到些许的疲劳感，那么说明目前的训练效果是不错的。之后，我们可以在初始 20 ～ 30 分钟的基础上逐步增加步行速度或者延长运动时间，逐渐提高运动强度。

当有氧运动达标时，我们可以适当增加抗阻运动，从而提高我们的日常生活能力。我们推荐先从手臂抗阻训练开始，因为大部分日常生活活动的完成是依靠上肢运动的。抗阻训练的目的是增加肌肉力量和耐力，从而提高工作或者做家务的能力。可以选择弹力带、沙袋、哑铃等器械或者利用自身重力进行抗阻训练。抗阻训练可以参照"重复一次最大重量"进行，即只能举起一次的重量。一般推荐上肢训练负荷为"重复一次最大重量"的 30% ～ 40%，下肢训练负荷为"重复一次最大重量"的 40% ～ 50%，一组 12 ～ 15 次，一周训练 2 ～ 3 次。

此外，还可以进行柔韧性训练和平衡训练，降低跌倒造成损伤的风险，同时也能提高我们的社交和生活能力。

运动中如何做好监测

由于在心脏康复运动的初始阶段，老年朋友多少会对运动训练产生恐惧的心理，这属于正常的心理作用，因此在运动时进行健康监测既能及时发现不良事件，又能逐渐消除老年人群的恐惧心理，是整个运动训练过程中不可或缺的一环。

对于运动风险较低的患者（B类），运动训练一开始可以采用心电图监测进行医学监护，这可让患者相信运动训练是安全的。研究表明，这类患者开展家中自我监护训练项目是有效并且安全的，与小组训练项目相比还可提高患者的坚持率。当患者学会监测训练强度后，训练时可以不用监护。对于运动训练中可能发生中度或高度心血管并发症风险的患者（C类），开展康复运动训练时必须要进行医学监护，并配备实施高级生命支持所需的人员和设备，确保发生意外时能够及时救治。该水平下的医学监护持续8～12周，直至确定患者制定的心脏康复运动方案是安全的。

运动中我们也可以进行自我评价，感受自身的劳累程度并实时调整运动的强度和时间，这同样可以减少心血管意外事件再次发生的风险。

进行呼吸康复对身体有什么益处

研究发现，如果老年人坚持参与呼吸康复，运动能力和肺功能指标都可以获得显著改善，身体疲乏感会减轻，自我掌控感会增强，社交活动会增多，心情会比以往更加愉悦，自我调节能力也会逐渐增强。

完成一个周期（8～12周）的呼吸康复训练，老年人的BMI、6分钟步行试验和亚极量运动时间（后两种指标是通过试验测得）都能获得显著改善。此外，在呼吸康复的帮助下，老年人的平均住院时间也随之减少。可见，通过老年人自己的努力，不仅可以改善身体功能情况，也能减轻亲属的负担。积极进行呼吸康复实在是一件一举两得的好事。

衰弱失能的老年人进行呼吸康复有什么意义

衰弱失能的老年朋友通常身体活动会减少，因为活动时可能会加重呼吸困难。衰弱状态加重与不运动形成一个恶性循环，久而久之呼吸功能会越来越差。进行呼吸康复的目的就是要打破这个恶性循环，帮助减轻呼吸困难程度，增加肺活量，改善生存质量，甚至逆转衰弱，减少老年人的再入院率和额外的医疗费用。虽然老年人身体相对衰弱，肺部也存在一定的疾病，但我们相信通过专业的呼吸康复，老年人的生活质量一定会获得改善。

从我的身体状况来看，我适合进行呼吸康复吗

目前来看，呼吸康复主要在慢性阻塞性肺疾病中应用，虽然对其他疾病的呼吸康复研究较少，如哮喘、间质性肺疾病、支气管扩张症、肺癌、囊性纤维化等，但进行呼吸康复也能获益。

在康复训练前，专业医护人员会进行必要的个体化评估，判断您是否适合进行呼吸康复并为您制定恰当的锻炼方案。通常会评估您的既往病

史、呼吸功能受损程度、最长运动耐受时间、是否有共存疾病（心血管、骨骼肌肉和神经系统疾病等）及完成一些社会心理问卷，根据综合评估结果为您推荐最佳的康复方案。

肺功能评估通常在使用支气管扩张剂前后进行。常用的运动试验有6分钟步行试验、往返步行试验和心肺运动试验等，在运动过程中监测摄氧量、二氧化碳呼出量、心电图、血氧饱和度、呼吸困难情况等，根据获得的结果评估您是否适合进行呼吸康复，并制定呼吸康复方案。

想获得最好的康复效果该怎么做

首先，需要坚定自己的信心，做好打"持久战"的准备。训练一段时间后（通常为 8～12 周），呼吸功能就会得到显著改善。老年人因急性或慢性呼吸衰竭入院后或在住院期间发生呼吸衰竭可以立即开展呼吸康复，从而减小呼吸功能下降的程度，加快康复进程。另外，研究发现，当老年人完成制订的呼吸康复训练计划后所获得的益处会持续一段时间，一般两年后效果会逐渐减弱。所以，我们做完一个周期的康复训练后，选择继续坚持康复，会有长久的获益。

其次，选择适宜的康复方式。出院后，老年人可以选择在家中、社区、医院门诊等进行康复训练。有证据显示，在理疗师电话指导下进行为期8 周的家庭康复所获得的改善效果与门诊康复相差不多。家庭成员、朋友、医生和康复师给予老年人的支持和关怀也有助于提高康复水平。

再次，控制好危险因素。如果老年人吸烟，我们建议把烟戒掉。虽说这很难，但对于任何一种呼吸系统疾病来说，戒烟对呼吸康复及长远结局的影响都是最有益的。如果老年人的体重较大，减轻体重可以降低呼吸做功，也会对其呼吸康复起到促进作用。

最后，做好康复运动训练期间的自我监测。需要注意运动中是否存在异常情况，如呼吸困难、头晕、身体大汗或冒冷汗、血压异常波动、心率异常波动和血氧饱和度显著下降等，均需要及时停止运动，必要时及时就医。

如何进行呼吸康复训练种类的选择

呼吸康复训练包括耐力训练、抗阻训练、呼吸肌训练、呼吸模式训练和间歇式训练等。

1. 耐力训练是我们呼吸康复中最常采用的训练方式也是基础训练，通过持续的耐力训练能够改善我们的心肺功能。一般来说，训练的负荷应大于日常活动中的负荷，并随着运动耐力的提高逐渐增加运动负荷。一般以运动最大功率的 60% 持续锻炼 20 ～ 30 分钟，一周 3 ～ 5 次。进行耐力训练后，呼吸频率降低、通气需求降低，因此，我们会感受到呼吸困难程度减轻，运动耐力有所增加。可进行的耐力训练有步行、慢跑、骑功率车等。

2. 抗阻运动也称力量训练，更有可能改善我们的肌肉质量和力量，减少运动后乳酸堆积量。抗阻运动是通过在不同运动方向上施加阻力达到运动康复的目的。如果我们可以较好地坚持耐力训练，适当的抗阻训练不仅可以增加我们的肌肉耐力、降低耗氧量和每分通气量、提高日常活动能力，还可与耐力训练的效果叠加，进一步减轻呼吸困难、改善呼吸质量。适合老年朋友的运动器材有弹力带、小沙袋和重量较轻的哑铃，可以根据康复目标、日常需求等制定个体化的训练方案。

3. 呼吸肌训练不同于上述的抗阻训练，抗阻训练主要是对骨骼肌进行力量训练。吸气肌和呼气肌力量下降在衰弱老年人中十分常见，试验表明，进行呼吸肌力量锻炼和耐力锻炼都可显著改善呼吸功能。呼吸肌力量训练可以通过高强度、短时间的刺激来实现，如进行对抗闭合声门的吸气锻炼。呼吸肌耐力训练可通过强度低、重复性高的训练来完成，通常可采用以下方案：气流阻力负荷训练、阈值负荷训练、自主性等二氧化碳通气等。另有研究表明，注重呼吸节律的太极拳也有可能改善我们的呼吸功能和健康状态。

4. 呼吸模式训练可以提高呼吸效率并强化参与呼吸的肌肉群，主要方法是降低呼吸频率、增加呼气时间。我们可以采用缩唇式呼吸法来降低呼吸频率，即吸气时将空气从鼻腔吸入，呼气时嘴唇缩紧将气体慢慢呼出，保持吸气与呼气比例在 1 : 4，多次训练后我们的潮气量和血氧饱和度都会相应增加。但由于每个人的基础疾病和身体调节能力不同，所以需由医生评估后进行个体化的运动锻炼。

5. 间歇式训练是指高强度训练与低强度训练或高强度训练与休息交

替进行的一种训练模式。这种训练模式适合耐力训练时间难以坚持下来的老年朋友，在这种训练方式下我们能够坚持的时间更长，所获得的呼吸康复效果与耐力训练相近。

在康复运动训练中，哪些运动需要强化练习

进行呼吸康复训练的目的是改善呼吸功能、减轻呼吸困难，让每一次呼吸都能感觉畅快，进而提高运动能力和生活质量，所以在运动过程中应重点强化自己的薄弱环节。耐力训练是整个康复过程中的基础，应先慢慢适应耐力训练中的疲乏感，从心理上逐步接受这种疲乏感后，再进行抗阻运动强化肌肉力量和功能，提高呼吸康复训练效果。但如果患者本身存在较严重的肺部疾病，进行短时间的步行或者静坐时都会感到呼吸困难，那么就应该首先锻炼呼吸肌群（这些肌肉群是呼吸运动的原动力），先把基础打牢，之后再逐渐过渡到呼吸功能的强化练习。总之，基础动作的强化训练是为了保证获得更好的呼吸康复效果。

第八章
衰弱失能老年人的
营养管理

人至老年，身体各种器官功能逐渐衰退，全身肌肉含量下降，免疫功能日趋减弱，随之而来的糖尿病、冠心病、癌症、阿尔茨海默病等老年慢性病的发病率与日俱增，这些状况与不合理营养密切相关。研究显示，合理的膳食营养不仅能够延长人类的寿命，降低疾病的风险，也可以有效地预防和控制慢性病的发生。通过老年人自我调整与改善饮食和营养习惯，实施健康老龄化，将是利己、利国的大好事。

老年人的衰弱失能大多数是慢性病引起的，其中心脏病、脑血管病、恶性肿瘤排名前三，另外呼吸系统、代谢系统疾病的不良影响也不容小觑。一旦出现衰弱和失能，将严重影响老年人的生活质量，而且会对老年人的心理健康造成极大的负面冲击，同时增加了家庭和社会的照护压力。加强营养管理不但可以降低老年人失能发生率，还可以通过对疾病的预测，及时发现潜在的疾病，延缓许多慢性病的发展，甚至还可以预防某些疾病的发生。

衰弱失能老年人为何需要进行营养管理

营养管理是营养师通过专业检测数据的评估和一对一咨询，对衰弱失能老年人做出详细营养评估并为其制定合理的膳食、营养和运动方案，对亚健康状态做出预警，改善已存在慢性病的状态，对已存在营养风险的衰弱失能老年人进行合理的营养支持可以改善结局，使衰弱失能老年人受益。

营养管理主要包括筛查与评估、干预、随访等。

筛查与评估：营养筛查与评估是指临床营养专业人员通过膳食调查、人体组成测定、人体测量、生化检查、临床检验及综合营养评定方法等手段，对衰弱失能老年人的营养代谢和机体功能等方面进行全面的评估，以确定营养不良的类型及程度，预测营养不良所致后果的危险性。

筛查与评估用于制订营养支持计划、考虑适应证和可能的不良反应，监测营养支持的疗效并进行干预。

再评估内容与营养评估一致，随后可根据衰弱失能老年人病情决定再评估时间。

老年人如何进行营养筛查和评估

目前常用的营养筛查工具：营养风险筛查 2002（nutrition risk screening 2002，NRS 2002）、微型营养评定（mini-nutritional assessment，MNA）、微型营养评定简表（mini-nutritional assessment short-form，MNA-SF），其中 NRS 2002 最常用。

尽早知晓自身营养状况是保证科学合理营养的前提，这对于老年人来说尤其重要。如何了解身体的营养状况呢？通过不同营养状况评估指标的测量和综合分析，必要时结合医院医生及营养师的协助筛查，可以全面了解营养状况，及时调整饮食方案，保证营养均衡。下面将对几种常用、方便的营养评估指标、测量方法及评价进行介绍。

营养风险筛查 2002（NRS2002）

营养状态受损评分	
无（0分）	正常营养状态
轻度（1分）	a.3 个月内体重丢失＞5%；b. 前一周食物摄入为正常需要量的＞50%～75%
中度（2分）	a.2 个月内体重丢失＞5%；b. 前一周食物摄入为正常需要量的 25%～50%；c.BMI＜20.5 kg/m²
重度（3分）	a.1 个月内体重丢失＞5%；b. 前一周食物摄入为正常需要量的 25% 以下；c.BMI＜18.5 kg/m²
疾病严重程度评分	
无（0分）	正常营养需要量
轻度（1分）	a. 髋骨骨折；b. 慢性疾病有并发症；c. COPD；d. 血液透析；e. 肝硬化；f. 糖尿病；g. 一般恶性肿瘤
中度（2分）	a. 腹部大手术；b. 脑卒中；c. 重度肺炎；d. 血液系统恶性肿瘤
重度（3分）	a. 颅脑损伤；b. 骨髓移植；c. APACHE Ⅱ 评分＞10 分的 ICU 患者
年龄评分	
0 分	年龄＜70 岁
1 分	年龄≥70 岁

注：总分≥3分：患者有营养风险，需要结合临床制订营养支持计划；总分＜3分：1周后对患者再进行筛查。如患者将在 1 周内进行大手术，则需要加上大手术的分值，如达到 3 分，则需要结合临床制订营养干预计划，在手术后开始进行营养支持。

1. **体格测量指标及方法**：常用的体格测量指标有身高、体重、胸围、腰围、臀围等。

（1）身高

测量方法：被测者上肢自然下垂，足跟并拢，足尖分开，两腿自然伸直，足跟、骶骨部及枕骨三点一线。将水平压板轻轻沿立柱下滑，轻压于被测者头顶，读数，精确至 0.1 cm。一般有人协助老年人测量结果较精准，如果只有单独一位老年人时可借助墙壁等进行测量。

（2）体重

体重值在一天中会随着饮食、运动、排泄而变化，一般在早晨测量较为适宜（清晨空腹）。

测量方法：体重秤应放在平稳的地面上，在测量前必须将体重秤的指针调整至零点。称重前应排尽大小便，脱去鞋帽和外衣，仅穿背心和短裤，尽量减少衣物对体重测量的影响。被测量者在体重秤上站稳后再读数，读数以千克（kg）为单位，精确至 0.1 kg。

（3）胸围

测量方法：被测者自然站立，两脚分开与肩同宽，双肩放松，两上臂自然下垂，平静呼吸。将皮尺上缘经背部肩胛下角下缘向胸前环绕一周。皮尺围绕胸部的松紧度应当适宜，即不对胸部产生明显压迫感。在被测者吸气开始前读数，精确至 0.1 cm。

（4）腰围

测量方法：被测者自然站立，两脚以 25 ~ 30 cm 的距离分开，将皮尺沿肚脐水平环绕腰部一周，读数即可。测量时两臂自然下垂，呼吸保持平稳，读数精确至 0.1 cm。

（5）臀围

测量方法：被测者自然站立，臀部放松，平视前方，将皮尺置于臀部向后最突出的部位，水平围绕臀一周测量。皮尺围绕臀部的水平面应当与身体垂直，保持松紧适宜，以不产生压迫感为宜，且尽量减少衣物的干扰，记录读数，精确至 0.1 cm。

2. 体格测量指标评价：一般包括常用体重指标评价、腰臀比、人体成分分析。

（1）常用体重指标评价

1）实际体重占理想体重百分比计算方法如下。

实际体重占理想体重百分比（%）=（实际体重 / 理想体重）×100%

理想体重常用计算公式如下。

男性理想体重（kg）=［身高（cm）— 105］×0.9

女性理想体重（kg）=［身高（cm）— 100］×0.85

评价标准: 实际体重占理想体重百分比为 90%～110% 为正常，＜60% 为重度营养不良，60%～80% 为中度营养不良，＞80%～90% 为轻度营养不良，110%～120% 为超重，＞120% 为肥胖。

2）体重指数（body mass index，BMI）: 又称身体质量指数，是评价成人营养状况的常用指标。虽然有研究对其用于评价老年人营养状况的效果提出质疑，但由于此方法简便，依然被广泛应用。计算公式如下。

BMI= 体重（kg）/［身高（m）］^{2}

BMI 的评价标准很多，除了世界卫生组织制定的成人评价标准以外，我国也有针对国内居民的评价标准：BMI ＜ 18.5 kg/m^2 为体重过低，18.5～23.9 kg/m^2 为正常，24.0～27.9 kg/m^2 为超重，≥ 28.0 kg/m^2 为肥胖。

（2）腰臀比：腰臀比可以反映脂肪的区域性分布情况，计算方法即分别测量腰围与臀围，再计算其比值。男性标准的腰臀比为 0.85 ～ 0.9，女性标准的腰臀比为 0.67 ～ 0.8。若男性比值超过 1.0，女性超过 0.85 时，即可以判定为腹型肥胖。

（3）人体成分分析：需借助人体成分分析仪测定。人体成分分析仪是一种可以测量人体成分健康指数的仪器，结合被测者性别、身高、体重等信息，可检测出基础代谢量、肌肉量、推定骨骼量、内脏脂肪量等指标，并能够综合分析，判断被测者的体格健康状况。

预防老龄化引起的衰弱失能需要增加体重吗

有人说"胖是福相""有钱难买老来瘦"，这些实际上都是误导和偏见。老年人应在科学的指导下，纠正偏见，真正做到摄入合理的能量、维持平衡的膳食营养、保持理想的体重，才是真正的长寿之道！

人到老年，随着机体功能发生不同程度的退化，往往会出现基础代谢下降、体力活动减少和体内脂肪组织比例增加等情况，其对能量的需求也会相对减少。如果能量摄入过多，过剩的能量会转变为脂肪从而引起肥胖，而肥胖对老年人的身体健康影响很大。尽管肥胖使老年人看上去更有"福相"，但从健康角度来讲肥胖是高血压、糖尿病、血脂异常、代谢综合征及脑卒中等疾病的诱因。因此，建议能量摄入量应随年龄增长而逐渐减少。

一般来讲，碳水化合物的摄入以占全天总能量的比例来定量。老年人碳水化合物摄入量以占总能量的 50% ～ 65% 为宜，其中添加糖不宜多于总能量的 10%。中国营养学会制定的《中国居民膳食指南（2016）》建议一般成年人每日谷薯类的摄入量为 250 ～ 400 g。就目前我国居民情况来看，由于副食供应充足，主食摄入量并不是很高，老年男性 300 ～ 400 g/d，老年女性 250 ～ 300 g/d。任何人（患病者除外）一天碳水化合物的摄入量不能少于 150 g，更不能一点都不摄入碳水化合物。此外，老年人还应控制糖果、精制甜点的摄入量，但可食用一些含果糖丰富的食物，如各种水果、蜂蜜等。

老年人因基础代谢下降、体力活动减少，更容易造成脂肪堆积，从而增加高脂血症、动脉粥样硬化、心脏病等疾病风险。此外，由于脂肪难消化，如果摄入过多，还会增加胃肠道负担，导致消化功能异常，对老年人的健康危害更大。所以，老年人应将脂肪摄入量控制在每日 1 g/kg 以下，以占总能量的 20% ～ 30% 为宜，饱和脂肪酸不宜多于总能量的 8%。此外，老年人还应特别注意脂类中必需脂肪酸、磷脂和胆固醇的适量摄入。除了各种食物中所含的脂肪外，食用油应尽量少用动物油脂，可以选用豆油、葵花子油、花生油等。

对于老年人来说，摄入蛋白质所产生的热量应占总摄入能量的 15% 左右。《中国居民膳食指南（2016）》中指出，老年人蛋白质每天的摄入量应达到 1.0 ～ 1.2 g/kg。以 60 kg 的老年人为例，每日需要摄入 60 ～ 72 g 的蛋白质，具体到食物上就是一个鸡蛋，一盒牛奶（240 mL），鱼肉或瘦肉（250 g），加上主食中的蛋白质，即可满足一天的需求。

老年人对能量的需求可根据年龄和实际消耗的能量决定。对此，中华人民共和国卫生行业标准 WS/T 556-2017《老年人膳食指导》中按照不同年龄段提出了推荐摄入量（recommended nutrient intake，RNI），并将各年龄段老年人分为轻体力和中等体力，两者 RNI 值相差幅度较大。在一般情况下，65 岁以上的老年人基础代谢下降，体力活动相对减少，劳动强度也相对减弱，所以能量的需求一般可按轻体力活动计算，且男、女有别。

不同年龄段老年人的 RNI

年龄（岁）	体力活动强度	能量（kcal/d）	
		男	女
65～79	轻体力活动	2050	1700
	中体力活动	2350	1950
80 及以上	轻体力活动	1900	1500
	中体力活动	2200	1750

　　一般情况下，体重处于正常范围表明能量平衡。老年人应经常测量体重，以体重为参考，决定进食量的多少。体重长期稳定，并波动在 1 kg 左右，应保持目前的进食量。体重若处于超重和肥胖状态，表示能量摄入量大于机体消耗量，应合理控制进食量。而体重若处于长期消瘦状态或处于持续下降状态，则表示能量摄入量小于机体消耗量，应合理增加进食量。若体重在 1 个月内丢失 5% 以上，3 个月内丢失 7.5% 以上，6 个月内丢失 10% 以上，需要高度重视，应及时就医，以发现隐患疾病并及时治疗。

蛋白质摄取在预防老年衰弱失能中有哪些作用

蛋白质是生命的物质基础，其主要功能是作为原料供给人体，以增生新细胞和修补破损的细胞，维持体内生理活动和生理功能的调节；除此之外，它还具有很多特殊的生理功能。

1. 参与体内物质代谢的调节。食物的消化过程和细胞内的代谢过程，都由各种酶起催化作用，而酶就是由生物体细胞产生的蛋白质，此外，参与体内物质代谢的某些激素（如胰岛素）也是蛋白质。

2. 参与人体呼吸系统的运转。人体在生命活动过程中，需要从空气中吸入氧气，呼出二氧化碳，完成这一生理过程，则是靠血液循环中的红细胞内的血红蛋白，没有这一工具，人类便不能维持生命。

3. 供给热能。蛋白质也是供给热能的营养素之一，每克蛋白质在体内可产生 4.1 kcal 的热量，一般情况下蛋白质所产生的热量占总消耗热量的 11% ～ 13%。

4. 具有防御功能。人体血浆中有一种抗体（主要是丙种球蛋白），它能保护机体免受细菌和病毒的侵害。防止失血的凝血过程，则是由血浆中的多种蛋白质协调完成的。

老年人作为一类特殊人群，代谢水平随年龄增长发生很大变化，如新陈代谢减慢、咀嚼能力下降、消化腺萎缩、胃肠动力减弱、活动减少等，使得消化吸收能力下降，对蛋白质的代谢影响较大。在疾病或亚健康状态时，机体对蛋白质需要量会相对大些。人体在衰老的过程中，蛋白质代谢以分解为主，合成代谢逐渐缓慢，身体内的蛋白质逐渐被消耗，加上老年人胃肠道等器官生理功能下降，消化、吸收和利用蛋白质能力远远低于青壮年，因此老年人的膳食必须要充足且选择易于消化、吸收、利用的优质蛋白质，才能保证机体的正常运转。若摄入蛋白质的质与量长期难以达到要求，其体内蛋白质每天的损失必然是持续的，身体不可避免的长期处于"负氮平衡"状态。老年人普遍存在蛋白质营养不良的状况，所以内脏器官蛋白质的合成代谢与更新就会受到影响，从而影响内脏功能。如果没有适当地补充蛋白质和氨基酸，人体的内脏器官就容易衰老。

很多老年人为了方便或是节省时间，往往把一天所需的蛋白质一顿吃完，如中午的清蒸鱼，省的晚上加热麻烦，一顿吃完；有时遇到自己喜欢吃的菜，没忍住吃多了，晚上就控制饮食，这样往往会造成营养不均衡，不利于蛋白质的消化、吸收，最好的蛋白质三餐安排就是每餐都少，但每餐都有。

对于老年人来说，优质蛋白质是健康长寿的基石。当然老年人除了要在饮食中补充充足的蛋白质外，还要保证总能量适宜，同时增加多种营养物质的补充，只有达到了营养的均衡，才能保证老年人的身体健康。另外，有肝脏、肾脏损害的患者应在医生的指导下摄入蛋白质。

以下是几种食物中蛋白质的含量（g/100 g），供计算参考。

谷类：7.5%～15%；大豆：35%～40%；鱼类：15%～25%；畜肉：10%～20%；禽肉：约20%；牛奶：3%；蛋类：约12.8%（每只鸡蛋约50 g，蛋壳约占11%）。上述食物除谷类外，均为优质蛋白质来源。

老年人如何合理摄入脂肪

脂肪能提供较高能量，是机体能量、必需脂肪酸和类脂的重要来源，脂肪可以减轻消化器官的负担，还可以促进脂溶性维生素的吸收，合成内分泌激素及胆固醇类物质等，但由于有些老年疾病与脂肪摄入过多有关，因此老年人脂肪摄入量不宜过多。老年人应将脂肪摄入量控制在每日每千克体重 1 g 以下，以占总能量的 20% ～ 30% 为宜，还要注意摄入脂肪的种类。

同时，区别健康与不健康的脂肪也很重要。不饱和脂肪酸具有软化血管、降低胆固醇、预防冠状动脉粥样硬化的作用，而饱和脂肪酸的作用恰恰相反，所以老年人日常应以摄入含不饱和脂肪酸的植物油为主，如豆油、菜花子油、花生油等，少食富含饱和脂肪酸的猪油、牛油等动物性脂肪，以及胆固醇过多的食物如动物内脏。饱和脂肪酸比例应占总能量的 0.5% ～ 2.0%，每日胆固醇摄入以不超过 300 mg 为宜，反式脂肪酸每天的摄入量也要少于总能量的 2%。

预防老年人肥胖必须限制主食吗

预防老年人肥胖必须在控制主食与能量摄入，保证机体蛋白质及其他各种营养素需要的前提下，辅以适当运动，维持机体摄入能量与消耗间的负平衡状态，可改善糖耐量、降低胰岛素抵抗、促进体脂分解、减少机体蛋白丢失和增加蛋白合成，可达到降低脂肪百分比、增加身体肌肉比例的减重目的。

　　对于老年人来说，往往由胰岛素分泌减少、组织对胰岛素的敏感性下降及糖耐量减低而容易导致血糖升高，当碳水化合物摄入过多时，易发生糖尿病及诱发糖源性高脂血症；过多的碳水化合物在体内还可转变为脂肪，引起肥胖、高脂血症等疾病。所以，老年人应该控制碳水化合物的摄入量，但并不代表碳水化合物摄入量应该无限降低，甚至一点都不摄入，因为机体在没有摄入碳水化合物的情况下，将大量分解脂肪和蛋白质产生热量，这样会因脂肪代谢产物酮体的堆积导致酮症酸中毒，或因蛋白质大量分解造成机体抵抗力下降。

如何通过合理膳食预防老龄化引起的衰弱失能

　　1.膳食纤维：摄入过多的膳食纤维将影响维生素和矿物质的吸收，因此中国营养学会推荐每日膳食纤维总摄入量控制在 25～30 g 为宜。每日从膳食中可摄入大约 8～10 g 膳食纤维（在摄入 500 g 蔬菜、250 g 水果的情况下），这样老年人每日需额外补充的膳食纤维为 15～20 g，如若每天从膳食中摄入的量足够，则不需要额外补充。

　　谷类（特别是粗粮）、豆类、蔬菜、薯类、水果等均是膳食纤维的良好来源。植物成熟度越高其纤维素含量也就越多，谷类加工越精细所含纤维素就越少。一般来说，谷类食物中麦麸、米糠的纤维素含量最高，标米、标粉、燕麦片、嫩玉米及豆类等纤维素含量较高，蔬菜中的芹菜、韭菜、竹笋、芦笋、萝卜、鲜豆荚和圆白菜等，水果中的柑橘、草莓、橙子、柚子和柿子等纤维素含量较高，菌藻类如木耳、银耳、紫菜、海带、琼脂和海藻等，坚果中的花生、核桃等纤维素含量也较高。老年人可通过全谷类、全麦面包、新鲜蔬菜、水果的摄取来增加饮食中的纤维素含量。此外，人们经常食用的豆腐，在经肠胃消化酶素作用后，也可产生很多的膳食纤维。因此并非质地粗糙的食物才含高膳食纤维。

2. 益生菌：预防老龄化引起的衰弱失能需要额外补充益生菌。老年人随着年龄的增长，牙齿、骨骼等器官及组织功能衰退，日常饮食结构逐步变得单一，膳食纤维摄入不足，活动及饮水量减少，且常常伴有多种慢性疾病，如便秘、失眠、糖尿病、高血压、高脂血症等，这些疾病的发生大多与肠道内有益菌的减少密切相关。进入老年期后，最显著的变化就是双歧杆菌等有益菌大幅度减少，梭状杆菌等有害菌大幅度增加，此现象称为"肠道老化"。

益生菌在人体健康中发挥了重要的作用，其在调节机体免疫、抗衰老、促进肠道消化蠕动和营养吸收方面发挥了重要作用。益生菌需要根据活性菌株数量及不同年龄肠道设计来选择，因为不同年龄层所需要的益生菌数量是不同的。随着年龄增长，中老年人肠道中的有益菌变少了，喝些益生菌酸奶正好可以弥补。

3. 维生素及微量元素：如果每天能摄入足量的维生素和微量元素则不需要额外补充。随着年龄的增长，人体细胞质和细胞核的功能下降，机体老化的一些表现与维生素缺乏相关，如上皮组织干燥、增生、过度角化及机体代谢和氧化能力减弱等。老年人由于牙齿的脱落和损坏，食物咀嚼能力下降，胃肠道消化能力减弱，因此容易出现维生素缺乏症状，如果不能从日常生活中获取足够维生素，则需要额外补充。

人体内含量小于体重0.01%的矿物质被称为微量元素，根据目前对微量元素的研究进展，有20余种微量元素被认为是构成人体组织、参与机体代谢、维持生理功能所必需的，其中，铁、铜、锌、硒、铬、碘、钴和钼被认为是必需微量元素；锰、硅、镍、硼、钒为可能必需微量元素；氟、铅、镉、汞、砷、锡、锂为具有潜在毒性，但低剂量可能具有某些功能作用的微量元素。大部分微量元素只要注意均衡饮食，一般均能满足。如有特殊需要则再由医生指导进行补充。

植物化合物对预防老龄化引起的衰弱失能有益吗

植物化合物对预防老龄化引起的衰弱失能有益。

植物化合物是植物中含有的已知营养素以外的具有生物学活性及保健作用的物质，20世纪30年代，卡尔·宏邦受中医药理念的影响，坚信天然植物的浓缩提取物中蕴含着人类所需要的营养素。天然存在的植物化合物总数尚不清楚，估计有6万～10万种，按照其化学性质，可分为以下几种。

类胡萝卜素：具有显著的抗氧化作用，并可调节机体的免疫功能。

多酚：多酚是所有酚类衍生物的总称，包括酚酸类、类黄酮、木酚素、香豆素和单宁等，类黄酮是广泛存在于植物界的一大类多酚化合物，在豆科植物中存在一些具有雌激素样作用的黄酮类化合物，人们将这些物质称为植物雌激素，植物雌激素本身或其代谢产物可结合到哺乳动物体内雌激素受体上并能发挥类似于内源性雌激素的作用。

萜类化合物：多存在于中草药、水果、蔬菜及全谷类食物中。萜类化合物是一种很强的抗氧化剂，对癌症、心血管疾病及高脂血症等具有防治作用。

有机硫化物：有机硫化物多存在于十字花科和百合科植物中，包括硫氰酸盐、异硫氰酸盐和吲哚。异硫氰酸盐可提高机体免疫能力，增强抗氧化、抗突变和抗肿瘤能力，百合科的蔬菜中存在的有机硫化物为硫醚类物质，主要成分是二烯丙基二硫化合物，带有特殊的大蒜气味。大量研究证实，百合科植物中存在的有机硫化物具有明显的防癌、抑癌作用。

综上所述，显示植物化合物在实验室层面已被证实对预防老龄化引起的衰弱失能有益，但由于每个人的吸收、消化、代谢功能不同，什么状态选择哪一类的植物化合物，仍需细致评估，并咨询专业人士。

素食习惯的老年人如何预防衰弱失能

随着生活水平的提高，老年人也开始认识到过度进食大鱼大肉可能会引发多种疾病，所以，很多老年人更加偏爱素食，有的老年人长年不吃肉类食物。对于那些只喜欢吃素的老年人，素食就是他们最完美的食物。但是从营养医学角度出发，只吃纯粹的素食并不是最完美的膳食方案，应从多方面看待素食。

研究显示，长期摄入蛋白质过少，缺铁性贫血的发生率较高，易造成营养不良。蛋白质是组成一切细胞的主要成分，是人类生命活动的物质基础。动物类蛋白食物含人体必需的氨基酸，营养全面，生物价值高，容易被人体吸收合成人体蛋白质，这是植物类蛋白食物所欠缺的。若长期单纯地吃素食，会导致人体摄入的蛋白质不足，造成贫血、消化不良、精神不振、记忆力下降、免疫功能降低、内分泌代谢功能障碍、易感染疾病等问题，尽管老年人的热能需要量较低，但如果在蛋白质和其他营养素的供给上达不到营养的需要，同样会影响健康，甚至产生严重后果。

对于长期保持素食习惯的老年人，因为无法满足人体正常营养所需，植物食品虽然含有各种维生素、有机酸、无机盐，但是缺少造血的微量元素钴、锰、铁、铜、维生素 B_{12} 等，很容易引起记忆力和免疫力下降、水肿、代谢障碍。所以素食的老年人要特别注意补充维生素 B_{12}、铁、钙等，最好每天摄入足够的鸡蛋、牛奶、豆类。

单纯长期素食，摄入蛋白质无法满足人体所需，人体的蛋白质、碳水化合物、脂肪比例就会出现紊乱。所以，老年人要想保持强壮的身体，就要合理膳食，荤素搭配，才能免受疾病困扰。

老年人失能导致吞咽障碍后如何保证营养摄入

改变饮食质地是伴有吞咽障碍的老年人最常用的干预方法。主要原则如下。

1. 硬的变软：即将较硬的食品捣碎，如土豆泥、果泥等，便于咀嚼和吞咽。

2. 稀的增稠：减缓流体食物的流动速度，使得吞咽障碍患者可以有足够的时间协调吞咽肌肉的收缩，避免呛咳。

3. 避免异相夹杂：不要把固体和液体混合在一起食用，同时尽量避免食用容易液固分相的食物。

4. 减少过大颗粒：剔除或捣碎食物中的大颗粒。

5. 少食用纤维状食物：避免进食富含纤维的食物，以利于咀嚼和食物在口腔中的混合。

我国目前还没有制定详细的调整饮食标准，可以参考目前国际上已有的调整饮食的标准来制作不同质地的饮食。

国际吞咽障碍食物标准行动委员会（International Dysphagia Diet Standardisation Initiative，IDDSI）在 2016 年制定了国际吞咽障碍者膳食标准，将食品质地与增稠液体分为 8 个连续等级（0 ～ 7 级）。

0 级：稀薄

特性：水样质地，能够快速流动，饮用者可使用与年龄和能力相符的奶瓶、杯子或吸管饮用。

1 级：轻微稠

特性：质地比水浓稠，接近于市售的"抗反流"婴儿配方奶粉的稠度，相比稀薄的液体，需要更用力地吸吮，可使用吸管、注射器、奶瓶饮用。

2 级：稍微稠

特性：可快速从勺子流出，可用嘴吸吮，但流速比轻微稠饮品慢，使用标准口径的吸管来饮用此稠度饮品需要用力，适用于舌部控制能力较弱的人群。

3 级：中度稠 / 液态型

特性：可以使用杯子饮用，若用标准口径或大口径吸管（大口径吸管的直径为 6.9 毫米）吸食，需要稍微用力。无法在餐盘上独立成形，也无法使用餐叉食用，因为它会从餐叉缝隙间缓慢流落，可以用勺子食用，无须口腔加工或咀嚼，质地顺滑，可直接吞饮，没有"小块"（小团块、纤维、带壳或表皮的小块、外壳、软骨或骨的颗粒），如果舌部控制能力较弱而无法安全饮用稍微稠的饮品（2 级），可采用此中度稠 / 液态型饮品，要进行更长时间的口腔控制，需要一定舌部推力，可能会产生吞咽疼痛。

4 级：高度稠 / 细泥型

特性：多用勺子或餐叉食用，无法通过杯子饮用，无法用吸管吸取，无须咀嚼，可在餐盘上独立成形，在重力作用下能够非常缓慢地流动，将勺子侧倾时，会从勺子中完全落下，不含块状固体，不黏稠，没有固液分离，如果舌头控制能力严重弱化，最适合食用此类食物，相比细馅型（5 级）、软质型及一口量（6 级）和常规型（7 级）食物需要较少推力，但所需的比中度稠/液态型（3级）多，不需要咀嚼，如果食物过于黏稠，会导致食物残留增加而成为风险因素。任何需要咀嚼、需要口腔控制而形成食团的食物都不属于该级别。该级别的食物适合咀嚼或吞咽疼痛、缺少牙齿或佩戴不合适假牙的个体食用。具体食物举例：婴儿的泥状辅食（如肉泥、米糊）。

5级：细馅型

特性：可用餐叉或勺子进食，若个体手部控制能力较好，在特定条件下可用筷子进食，可在餐盘上固定成形（如球形），质地绵软湿润，但固体部分和液体部分不可分离，食物中可见块状固体：儿童食物中块状固体直径为 2 ~ 4 毫米，成人食物中块状固体直径为 4 毫米，块状固体可轻易被舌头压碎，不需要撕咬，几乎无须咀嚼，如果食物过于黏稠，会导致食物残留增加而成为风险因素，仅靠舌头的力量就可以压碎这类食物中的柔软小碎粒并且移动食团，咀嚼时可能感到疼痛或疲劳，适合牙齿缺失或佩戴不合适假牙的个体食用。

6级：软质型及一口量

特性：可以用餐叉、勺子或筷子进食，借助餐叉、勺子或筷子可将其压碎，不需要借助餐刀来切断食物，但在使用餐叉和勺子盛取食物时可能需要同时使用餐刀辅助，吞咽前需要咀嚼，质地绵软、湿润且不伴有分离的稀薄液体，合适的进食"一口量"应视进食者口腔大小和口腔咀嚼功能而定，不需要撕咬，需要咀嚼，可缓解个体咀嚼时的疼痛或疲劳感，适合牙齿缺失或佩戴不合适假牙的个体食用。

7级：常规型

特性：常规食物，即与年龄和发育相适应的各种质地的日常饮食。可以采用任何进食方式，食物质地可以是硬的、脆的或天然绵软的，食物的尺寸大小不受限制，但是有一个范围，包括硬的、稠的、难嚼的、多纤维的、多筋的、干燥的、酥脆的或易碎的小块，包括含有果核、种子、中果皮（如橘络）、外果皮或骨头的食物，包括"双重性""混合性"的食物或液体。

适合老年人的全营养制剂有哪些特点

老年人由于咀嚼功能差，消化吸收功能减退及进食量少等，易出现营养、维生素及微量元素缺乏，同时也增加了老年人的相关并发症的发生率及死亡率，对老年疾病预后产生了不良的影响。

而全营养制剂的广泛应用，不但增加了老年患者的能量和营养素的摄入，而且有助于维持和改善营养状况，改善预后，加速伤口的愈合，恢复体力，减少体重丢失，降低术后并发症发生率和入院率，缩短住院时间，改善生活质量。

全营养制剂经济、安全、简便，使用后的并发症发生率更低且更符合人体生理特点。长期进食会造成肠上皮绒毛萎缩变薄，致使肠黏膜完整性及通透性受到影响，进而导致肠屏障功能受损、发生细菌移位等。全营养制剂可为肠黏膜提供营养物质、刺激肠道激素和消化液的分泌、增加肠黏膜血流、维持肠道菌群平衡，能够刺激肠黏膜上皮组织的修复与增殖，从而维护肠屏障功能。

肠内营养制剂可分为游离氨基酸制剂、短肽制剂和整蛋白型匀浆膳。婴幼儿不能耐受匀浆膳，要选择适宜的配方奶粉。胃肠道功能障碍者选择肠内营养制剂时需先从游离氨基酸制剂开始，逐步过渡到短肽制剂，等到胃肠道适应后再逐渐改为匀浆膳。

1. 游离氨基酸制剂：无残渣，进入肠道后不需消化直接吸收。低脂肪、高碳水化合物，易升高血糖，不适合糖尿病患者使用。

2. 短肽制剂：少残渣，进入肠道后只需简单消化即可吸收。低脂肪、高碳水化合物，易升高血糖，不适合糖尿病患者使用。

3. 整蛋白型匀浆膳：含有满足人体生理需要的各种营养素，残渣多，适用于胃肠道功能良好者。

如何缓解管饲老年人胃肠道不耐受症状（腹胀或腹泻）

腹泻和腹胀是肠内营养支持中最常见的胃肠道不耐受症状。

1. 腹泻：腹泻是指排软便或水样便每日超过 250 g（或体积 > 250 mL）或每日排便 ≥ 3 次甚至 > 5 次。除关注大便次数外，还应关注大便的性状、两次排便间隔时间及大便体积。

引起腹泻的原因较多，应注意辨别并对症治疗。腹泻的常见原因包括肠内营养制剂不耐受（乳糖不耐受、营养制剂脂肪含量或渗透压过高）、膳食纤维缺乏、肠道菌群紊乱（抗生素）、长期应用胃酸分泌抑制药、低蛋白血症、输注速度或温度不当及营养液污染等。

腹泻的缓解措施：①回顾分析患者肠内营养配方（选用低乳糖及低脂配方、增加膳食纤维等）。②卫生规范操作。③由小剂量低浓度的肠内营养液开始实施，滴速由慢到快。④将营养制剂调节至适宜的温度。⑤应用不含乳糖配方或将配方稀释至等渗浓度。⑥延缓胃排空。⑦营养液当日配、当日用，室温下放置时间不超过 8 小时。⑧试用止泻药。⑨当患者存在顽固性严重腹泻时，应停用肠内营养，改用肠外营养支持。

2. 腹胀：输注速度过快、营养液温度过低、渗透压过高、患者对乳糖或脂肪不耐受、膳食纤维给予过多过快、应用山梨醇等药物均是常见诱因。

腹胀的缓解措施：①鉴别患者是否有肠梗阻，如存在肠梗阻应及时停用肠内营养。②调整肠内营养制剂浓度、速度、温度等。③适当选择消化酶或胃肠动力药，及时咨询专业医生。

如何制作适合老年人的匀浆膳

匀浆膳也可归为均衡型整蛋白肠内营养制剂，它是一种用天然食物配置成的糊状、浓流体的平衡膳食，可分为商品化制剂和自制匀浆。

商品化制剂中除含天然食物外还添加蛋白粉、麦芽糊精、植物油及各种维生素和矿物质等，以弥补天然食物的不足，保证能量及营养密度。

自制匀浆是天然食物经搅拌机绞碎后制成的，实际上自制匀浆只是改变了食物的性状，制备时应保证主食、荤菜、素菜的摄入量和比例。自制匀浆中的米饭、面条、馒头（去皮）、土豆、红薯等为碳水化合物的主要来源；鸡/鸭蛋（清）、畜禽肉、鱼虾、牛奶等为蛋白质的主要来源；足量的新鲜蔬菜和水果满足维生素、矿物质及膳食纤维摄入的需求；同时制作匀浆时也应添加适量的烹调油。

自制匀浆膳的操作步骤：食物洗净切小块（去皮、骨、刺）—称量—煮烂—加水至需要量—加食盐、植物油或乳化脂肪—搅碎均匀（无颗粒）—煮沸 3 ～ 5 分钟—装至消毒瓶中。当饲养管较细时应注意过滤，以免阻塞管道。

自制匀浆的优点是价格便宜，食材调节灵活。

老年人营养摄入原则有哪些 （附老年人的 3 天参考食谱 1 份）

1. 饮食多样化：吃多种多样的食物才能利于营养素互补，达到全面营养的目的，不要因为牙齿不好而减少或拒绝蔬菜或水果，可以把蔬菜切细，煮软，水果切细，从而容易咀嚼和消化。

2. 主食中包括一定量的粗杂粮：粗杂粮包括全麦面、玉米、小米、荞麦、燕麦等，比精粮含有更多的维生素、矿物质和膳食纤维。

3. 每天饮用牛奶或奶制品：牛奶及奶制品是钙的良好食物来源，摄入充足的奶类可增加钙的摄入，有利于预防骨质疏松和骨折。虽然豆浆中含钙量较多，但远不及牛奶，因此不能以豆浆代替牛奶。

4. 适量食用大豆或其制品：大豆富含优质蛋白，还含有大豆异黄酮和大豆皂苷，可抑制体内脂质过氧化，减少骨丢失，增加冠状动脉和脑血流量，预防心脑血管疾病和骨质疏松症，对老年妇女尤为重要。

5. 适量食用动物性食品：鱼类脂肪含量较低、易消化，适合老年人食用。

6. 多吃蔬菜、水果：蔬菜和水果是维生素C等的重要来源，并富含膳食纤维，可预防老年人便秘。番茄中的番茄红素对老年男性常见的前列腺疾病有一定的防治作用。

7. 饮食清淡、少盐：选择用油少的烹调方式如蒸、煮、炖、焯，避免因摄入过多的脂肪导致肥胖。少用钠含量高的调味料，少吃酱腌菜，避免摄入过多的钠对血压造成影响。

📖 膳食举例

■ 第一天

早餐	牛奶冲麦片：牛奶200克；麦片15克 煎鸡蛋：鸡蛋50克 烤咸面包片：面包片75克 椒油笋丝：笋丝100克
午餐	紫米饭：紫米40克；大米10克 玉米面发糕：玉米面50克 芋头烧排骨：芋头75克；排骨50克 海米油菜：海米5克；油菜150克 蒜蓉豇豆：豇豆100克 木须汤：木耳2克；黄花菜5克；鸡蛋50克
加餐	香蕉：300克

（续表）

晚餐	豉汁蒸鲈鱼：鲈鱼 75 克 肉丝苦瓜：猪肉 20 克；苦瓜 100 克 清炒油麦菜：油麦菜 150 克 枣馒头：枣 10 克；面粉 50 克 大米绿豆粥：大米 15 克；绿豆 10 克
加餐	酸奶：125 克

全天用盐 6 克；用油 30 克

该食谱营养素含量：能量 2004 千卡，蛋白质 78 克，脂肪 66 克，碳水化合物 275 克，蛋白质、脂肪及碳水化合物供能比为 16：29：55。

▌第二天

早餐	豆浆：200 克 煮鸡蛋：鸡蛋 50 克 香菇素菜包：香菇 10 克；油菜 50 克；面粉 75 克 拌西芹百合：西芹 50 克；百合 10 克
午餐	米饭：大米 50 克 五香花卷：面粉 50 克 栗子扒翅中：栗子 15 克；鸡翅中 50 克 肉丝冬笋木耳：猪肉 25 克；冬笋 75 克；木耳 2 克 蚝油生菜：生菜 150 克 紫菜蛋花汤：紫菜 1 克；鸡蛋 10 克
加餐	鸭梨：250 克
晚餐	红烧牛肉面：牛肉 100 克；面粉 50 克 老醋果仁菠菜：果仁 10 克；菠菜 100 克 茄汁日本豆腐：日本豆腐 100 克 蒸山药：山药 50 克
加餐	牛奶：250 克

全天用盐 6 克；用油 30 克

该食谱营养素含量：能量 2038 千卡，蛋白质 84 克，脂肪 64 克，碳水化合物 281 克，蛋白质、脂肪及碳水化合物供能比为 17∶28∶55。

■ 第三天

早餐	豆腐脑：200 克 茶叶蛋：鸡蛋 50 克 摊西葫芦饼：面粉 75 克，西葫芦 25 克 椒油笋丝：莴笋 75 克
午餐	猪肉白菜水饺：猪肉 50 克；白菜 100 克；面粉 100 克 拌青瓜木耳：黄瓜 75 克；木耳 3 克； 爽口泡菜：圆白菜 75 克
加餐	蛇果：250 克
晚餐	清蒸银雪鱼：鳕鱼 75 克 彩椒鸡柳：鸡肉 20 克；彩椒 100 克 蒜蓉苋菜：苋菜 125 克 软米饭：大米 50 克 小米南瓜粥：小米 15 克；南瓜 20 克
加餐	牛奶：250 克

全天用盐 6 克；用油 28 克

该食谱营养素含量：能量 2012 千卡，蛋白质 80 克，脂肪 66 克，碳水化合物 275 克，蛋白质、脂肪及碳水化合物供能比为 16∶29∶5。

第九章
老年共病合并衰弱
失能者的心理
和社会支持

老年共病合并衰弱失能者往往由于自身身体功能缺陷、社会歧视及沟通困难等导致抑郁焦虑、认知功能下降甚至意识障碍。音乐心理治疗、身体功能锻炼、放松训练、按摩抚触、药物治疗等干预措施可改善心理症状，也可减轻躯体不适，降低护理成本。医院和社会应给予更多支持，以提高老年人的心理健康水平。

老年共病合并衰弱失能者为什么会出现心理反应

老年共病合并衰弱失能者常常会出现各种心理反应，原因在于：①躯体缺陷：老年人机体功能下降，储备原料减少，共病各脏器躯体疾病，再者出现失能，从而导致一系列并发症，如跌倒、疼痛、肌少症、营养不良等，这些都势必对老年患者心理产生影响。②社会角色改变：首先由社会人变成自由人，再由自由人变成患者，社会角色在短期内急剧变化，老年人可能不适应，随之产生情绪上的变化，表现为消沉、郁闷、烦躁等。③惶恐遗弃感：每一位老年人都有不同的生活经历，积累了丰富的社会经验，在工作岗位上担任一定的职务，一旦生病要离开工作岗位会感到空虚和被遗弃。同时因为生病后住院，担心花钱多，怕疼痛，怕失去生活能力，尤其是一些诊断不明确、治疗效果不显著的疾病，更易使他们产生惶恐感。

④沟通障碍、人际关系紧张：老年共病合并衰弱失能者，因脑组织萎缩、脑细胞减少、脑功能减退而导致智力水平下降，再者就是躯体疾病，这些都会导致老年人记忆力减退、敏感、多疑、爱唠叨、对人不信任、斤斤计较等，造成与家人及周围人沟通困难、人际关系紧张。⑤社会偏见与歧视：社会和公众往往对老年患者及衰弱失能患者具有偏见，认为他们没有用了，认为其对社会没有贡献反而成为累赘，对其持拒绝态度，势必给老年患者带来病耻感。⑥个性特点：和病前人格是否健全、应付方式是否恰当、适应变化与应对危机的能力是否足够等有密切关系。过分敏感、胆小、依赖、悲观、消极、缺乏安全感与自信的老年人，更易出现心理反应。

老年共病合并衰弱失能者会出现哪些心理反应

1. 抑郁自责：最为常见，主要表现为心情差，认为身患绝症，万念俱灰，情绪低落消沉，终日无精打采、愁眉苦脸、唉声叹气、郁郁寡欢、寡欲少动、自责、觉得自己对不起家人且连累家人，少数患者甚至要求写遗书交代后事。

2. 紧张焦虑：表现为过分紧张和恐惧、担心及顾虑很多；对身体变化过分敏感，感觉自己得了不治之症；内心惶恐，会出现坐立不安、失眠、心慌、发抖、口干舌燥、便意频数等自主神经功能紊乱的现象，还会出现全身多处疼痛等症状。

3. 激越烦躁：在强烈的紧张和恐惧体验的基础上，会出现情绪焦躁、易于激惹的现象，有一定冲动性或是僵住反应，表现为在家摔东西、打家人或是一动不动、不语不食等。

4. 认知障碍：老年共病、失能者会在与学习、记忆、语言、思维、精神、情感等有关的大脑高级智能加工过程中出现异常，从而引起严重的学习、记忆障碍，同时伴有失语、失用、失认、失行等改变。

5. 意识障碍：老年患者共病躯体疾病、衰弱失能，会出现谵妄，临床表现主要有意识清晰度下降，定向错误，注意力无法持久集中，伴片断的错觉或幻觉，思维不连贯，情绪焦躁不安，行为缺乏目的性，有时还伴有一定冲动性。

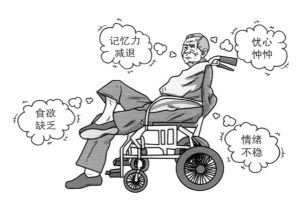

老年共病合并衰弱失能者出现抑郁情绪
如何应对

与健康老年人相比，共病合并衰弱失能老年人的生活独立性下降，易出现悲观厌世、情绪低落等抑郁表现。改善抑郁的心理状态对减轻躯体症状，降低护理成本有很大帮助。目前国内外主要有认知行为治疗、情感艺术治疗、身体功能锻炼、按摩治疗、触摸治疗、药物治疗等干预措施。

1. 认知行为治疗：包括问题解决治疗、回忆治疗和叙事治疗。

2. 情感艺术治疗：主要有心理干预治疗、关怀治疗、绘画治疗、笑疗与音乐治疗。笑疗及音乐治疗对改善社区老年居住者抑郁、认知和睡眠都有较好的效果。

3. 身体功能锻炼：食物治疗及适当锻炼也可作为抑郁症状的治疗方法。

4. 触摸治疗：通过皮肤的接触激活机体皮肤感受器、血管、神经末梢并将信息传递给脊髓中枢再上传到大脑皮质，促进大脑分泌神经递质，如脑啡肽和内啡素等，从而起到治疗作用。

5. 按摩治疗：应用较多的就是具有我国特色的中医针灸治疗、推拿治疗、穴位按压治疗。

6. 药物治疗：如上述干预方式不能缓解抑郁症状，可以去专科医院寻求帮助，通过服用抗抑郁剂缓解抑郁情绪。

老年共病合并衰弱失能者出现焦虑情绪如何应对

老年共病合并衰弱失能者各项生理功能的退化使他们面临死亡威胁，逐步面对死亡是其生活的重心之一，而老年人对死亡的高恐惧度会降低其生活质量，增加焦虑的发病率。解决老年焦虑的原则及对策应以预防为主、防治结合，从个人、家庭和社会多方面入手，预防和治疗老年焦虑症，从而提高老年人的心理健康水平。

1. 调整自身的认知：引发老年焦虑症的原因之一是老年人对死亡的恐惧，因此要从认知上让恐惧死亡的老年人认识到死亡是必然发生的、不以人的意志为转移的，使他们调整认知，正确认识死亡，减少对死亡的恐惧，从而减少焦虑。

2. 支持性心理治疗：应鼓励老年人讲出自己的心理感受，耐心倾听，并加以解释和指导。合理开导老年人，可以避免老年人产生不良认知。

3. 团体心理辅导：通过团体心理辅导的方式，让老年人在团体中说出自己的感受，使他们发现自己存在的问题和在集体中的作用，从而正确认识焦虑症并解决问题。从团体中寻找到支持力量，相互鼓励、探索自我、接纳自我，形成积极的自我评价并减缓焦虑症状。

4. 心理放松训练和积极的自我暗示：老年人在感到焦虑不安时，可以听一些比较舒缓的音乐，松开紧绷的衣物，闭上双眼，进行积极的自我暗示，集中注意力于头部并在心中反复告诉自己："我的头部感到温暖且放松。"等头部体会到温暖放松的感觉后，再把注意力依次集中在自己的颈部、左臂、右臂、左腿、右腿……用同样的方式做自我暗示，速度不要太快，一直到自己全身都放松下来，焦虑情绪会随着暗示和放松而渐渐变得平缓。

老年共病合并衰弱失能者出现睡眠问题如何应对

老年共病合并衰弱失能者经常会出现睡眠问题，长期睡眠不良不仅会影响生活质量，还可能引发多种躯体疾病。目前，睡眠障碍的治疗方式主要有药物治疗和心理行为治疗两种。

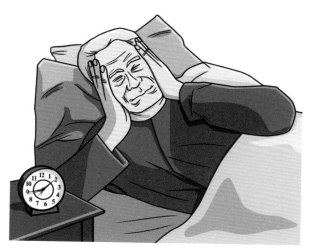

1. 药物治疗：治疗药物主要包括苯二氮䓬类、非苯二氮䓬类及褪黑素，如必要需在专科医生指导下服用，且要注意成瘾的问题。

2. 心理行为治疗：心理行为疗法可以减轻甚至消除睡眠障碍。主要有以下几个方法：①认知疗法：一部分失眠的病因是对睡眠存在不正确的认知，如对睡眠的期望值过高、对已用的治疗方法信心不足等。认知疗法可以改变患者对睡眠不适当的观点和看法，给患者建立起自主有效地应付睡眠问题的信心。②放松训练治疗：通过身心放松，特别是全身肌肉的放松来促进自主神经活动朝着有利于睡眠的方向转化，促使警觉水平下降，从而诱发睡眠。常用的放松方法有肌肉放松训练、自身控制训练、生物反馈、沉思、做瑜伽、练气功和太极拳等。③睡眠约束治疗：主要是通过限制睡眠的方法来提高睡眠的效率。减少患者花在床上的非睡眠时间，通过周期性调整卧床时间直至达到适当的睡眠时间。④进行睡眠卫生教育：帮助患者养成良好的睡眠卫生习惯，如避免在睡前饮用咖啡、茶、酒等饮料及服用药物；避免睡前过量进食；避免入睡前兴奋地活动；选择舒适的睡眠环境，避免声音、光线和温度等不利于睡眠的外界因素等。

老年共病合并衰弱失能者出现痴呆（认知障碍）如何应对

痴呆是一种多发于中老年群体的神经退行性疾病，其特征是认知功能障碍和日常生活能力减退，包括记忆、理解、计算、言语等能力的减退或出现人格、行为改变等痴呆行为精神症状（behavioral and psychological symptoms of dementia，BPSD），痴呆给患者及家庭均会带来沉重的负担。老年共病合并衰弱失能者出现痴呆可以通过如下训练和疗法改善症状。

1. 认知训练：认知训练是引导患者完成一系列反映特定认知功能的标准任务的训练，旨在帮助早期痴呆患者通过反复训练重建丧失的认知功能。有效的认知训练可提高早期痴呆患者的认知能力，改善其行为精神症状，减轻照料者的负担。

2. 认知刺激疗法：主要是基于内隐学习与语言刺激，以小组形式通过定向、怀旧、联想、思考、表达新观点等多个主题活动来刺激和恢复认知功能。

3. 怀旧疗法：通过回想与过去有关的事情，触发参与者远期记忆，以增强其自我价值感、幸福感，缓解低落情绪，促进沟通交流。干预内容包括向参与者讲述或倾听参与者过去的事件、经历，展示其熟悉的物件、照片、音频、视频、游戏等并鼓励其思考、分享、表达及讨论。

4. 音乐疗法：音乐治疗师运用一切与音乐有关元素（如节奏、旋律、调式等）对个体或团体进行干预，以唤起记忆、调节情绪、促进沟通交流。

5. 芳香疗法：又叫作香薰疗法，是指从芬芳植物中提取精油，通过嗅吸、沐浴、按摩、熏香等方式，经呼吸、消化或皮肤吸收进入人体内，并与血液中的酶和激素发生反应，达到预防和治疗生理与心理疾病目的的天然疗法。

老年共病合并衰弱失能者出现谵妄（意识障碍）如何应对

老年共病合并衰弱失能者躯体情况较差，易出现谵妄。治疗谵妄需采取多种措施。谵妄的治疗措施包括非药物治疗和药物治疗。

1. 非药物治疗包括支持性治疗和改善环境因素两方面：①支持性治疗：对患者进行完整的评估与监测，其具体措施包括给予充足氧供及水合作用、给予营养支持、增加患者运动，避免束缚患者身体以免患者烦躁不安及身体受伤，还应注意患者的用药情况，应停用所有非必需的药物，所用药物尽量为最低有效量；②改善环境因素：提供定向力指导性工具（如日历、钟表及图片），与患者进行简短交流，注意噪音及其他环境不良刺激因素，避免感觉过度或感觉剥夺，保证昼夜都有充足及适合的光照条件，保持生活规律，使用感觉辅助设备（如眼镜及助听器等）。

2.药物治疗：适用于谵妄症状可能对患者自身及他人安全产生威胁的或症状严重的患者。抗精神病药物或精神抑制药物是主要的谵妄治疗药物，其中氟哌啶醇是常用药物之一。不典型抗精神病药物也可有效治疗谵妄，这类药物有奥氮平、利哌酮及喹硫平，需在专业医师指导下服用。

家庭可以给老年共病合并衰弱失能者提供哪些支持

1.接纳、鼓励、支持：老年共病合并衰弱失能患者或多或少都有抑郁、焦虑情绪，感到自卑、自责，觉得自己是个无用之人、成为家人的累赘等，产生一系列负面情绪。这时作为家人就应理解、接纳患者的情绪，多给予鼓励支持，多倾听，

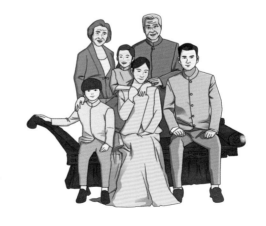

多传递正能量，帮助老年患者重新找到自信。

2. 鼓励锻炼：锻炼对大脑、内分泌系统、免疫系统及骨骼肌等均有积极影响，是提高老年人生活质量最有效的方法，锻炼获益包括增强活动灵活性和日常生活能力、改善步态、减少跌倒、增加骨密度及改善一般健康状况。打太极拳、做体操、练习八段锦、做瑜伽都是不错的选择，对衰弱有较好影响，对预防跌倒也有积极的效果。

3. 营养补充：营养干预可以改善衰弱老年人的体重下降和营养不良情况，补充蛋白质特别是补充富含亮氨酸等必需氨基酸的混合物，可以增加肌容量进而改善衰弱状态。补充维生素 D 联合钙剂，能提高神经、肌肉的功能，并能预防跌倒、骨折和改善平衡功能。

4. 家庭陈列简单化：老年衰弱失能患者的认知功能损害严重，特别是记忆力差、脑储备能力下降、难以处理复杂情况，所以老年患者居家摆设应尽量简单，不应经常变换位置，应有夜间照明，防止起夜摔倒等意外发生。

社会可以给老年共病合并衰弱失能者提供哪些支持

1. 树立爱护老年人的风气：社会应提倡关爱衰弱失能老年人，不应持歧视、拒绝态度。

2. 增加日间照料和医养结合机构的心理照护人员，开展个体化的心理照护：多数衰弱失能老年人丧偶或是失去亲人，或是子女忙于事业疏忽老年人照护，这就需要社会为这些老年人提供日间照料机构或是医养结合机构，并在这些结构中增加心理照护人员，开展个体化心理照护，让老年人得到更好的生理和心理支持。

3.提供生存与安全需要的福利：缓解老年人的心理压力，如住房福利、生活照顾福利、医疗护理福利。

4.提供尊重与享受需要的福利：如建立适合老年生活和活动的配套设施；开展适合老年人的群众性文化、体育及娱乐活动，丰富老年人的精神生活；在参观、游览、乘坐公共交通工具等方面为老年人提供优待和照顾。

5.提供发展需要的福利：如国家发展老年教育事业，办好各类老年学校，为老年人继续受教育提供方便；国家为老年人参与社会主义物质文明和精神文明建设创造条件，发挥老年人的专长和作用。

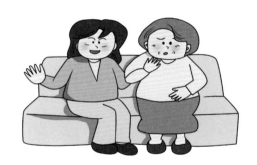

医院可以给老年共病合并衰弱失能者提供哪些支持

1.建立健康和心理档案：医院应为每位衰弱失能老年患者建立健康

和心理档案，记录每个人疾病的发生、发展、治疗和转归的过程，以及每位老年人的心理健康问题，及时发现问题并给予疏导解决和支持。

2. 医院可以建立方便、快捷的绿色通道（如高龄、超高龄、失独、伤残无人陪护等老年患者）制度，还应该建立规范的入院和出院服务流程，在住院服务中心或接诊室为老年住院患者提供护送病房服务，完善院内的无障碍服务设施和标识系统，这些可以缓解老年人的焦虑和无助情绪。

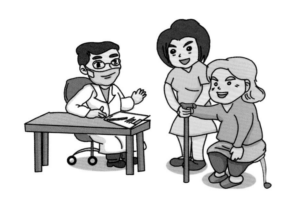

3. 医院还可提供就医指导与健康宣教，鼓励健康老年人参与志愿者服务，并对员工进行老年医学伦理、老年医学知识和技能培训，使就诊老年人能够得到更好的心理支持。

4. 医院可帮助和指导老年患者及其家属做好服药管理：老年患者的用药须十分慎重。在保证给药途径畅通的情况下，应严密观察老年患者用药时易出现的不良反应和过敏反应。由于老年人的记忆力会有不同程度的下降，要做好明显标记，在发药时向老年人讲解清楚，确保其明白，并放在醒目的地方，提示按时、准确服药，防止漏服或错服。安眠药最好上床后再服。帮助和指导患者做好药物管理，去除他们的后顾之忧，对患者心理上是一种支持。

如何进行老年人社会支持的评估

　　社会支持主要是指来自社会各方面的包括家庭、亲属、朋友、同事、伙伴、党团等所给予的精神上和物质上的帮助和支援，反映了个人与社会联系的密切程度和质量。研究表明，社会支持与老年人的身心健康和生活质量密切相关，老年人获得的社会支持越多，其幸福感、生活质量越高。此外，当老年人面对严重的或慢性的疾病时，社会支持还是促使他们接受治疗、战胜疾病和维持心理健康的重要因素。当前，随着社会老龄化程度的加深，空巢老年人、失能老年人和半失能老年人越来越多，对于这部分人群的居家养老，提供社会支持尤为重要。

　　目前，国内常用的评估社会支持的工具有社会支持评定量表（social support rating scale，SSRS）和领悟社会支持量表（perceived social support scale，PSSS）。SSRS 共有 10 个条目，包括客观支持（3 条）、主观支持（4 条）和对社会支持的利用度（3 条）3 个维度，具体内容见附录。PSSS 更强调自我理解和自我感受，测定个体体会到的来自家庭、朋友和其他人的支持程度，同时以总分反映个体感受到的社会支持总程度。PSSS 含 12 个自评项目，每个项目采用 1 ～ 7 七级计分法，社会支持总分由所有条目分累计，具体内容见附录。

社区可以为共病、衰弱导致失能的老年人提供哪些支持

社区在对失能老年人的支持和照护方面起着重要作用。社区可以为共病、衰弱导致失能的老年人提供以下支持。

1. 社区可以为失能老年人提供和营造温馨的社区人文环境，通过多种宣传方式，提倡社区居民关爱和尊重失能老年人，主动提供力所能及的帮助，形成良好的社区风气。

2. 社区可以为失能老年人提供适宜的社区居住环境，对社区基础场地设施、电梯和小区道路等进行适当的改造以适应失能老年人的外出和社交需求。

3. 社区可以帮助失能老年人进行居家环境和设施的改造，以方便失能老年人的日常生活和锻炼。

4. 社区可以组织社会工作者和义工对失能老年人进行援助和服务，可以形成社区义工服务网络。

5. 社区可以形成规范化的模式或体系，对接社会多元主体给社区失能老年人提供多种照护和养老服务，在社区建立日间照料中心、临时或短期托养中心及医疗康复中心等，提供入户生活照料、康复保健服务、安全援助及失能老年人和照护者的心理咨询服务等。

6. 社区可以联合医疗机构和社会培训机构，对失能老年人的照护者进行日常照护技术和急救技术的培训等。

家庭可以为共病、衰弱导致失能的老年人提供哪些支持

在我国，家庭照护和养老仍是失能老年人照护的主要形式，家庭能够为老年人提供从饮食起居的生活照料到精神情感的关怀等方方面面的支持。家庭支持做得如何，直接决定着失能老年人的生活和生命质量。家庭可以为共病、衰弱导致失能的老年人提供的支持如下。

1. 家庭需要为失能老年人提供必要的经济支持，满足其日常生活、医疗康复和雇佣陪护人员等所需费用。

2. 家庭需为失能老年人提供舒适的居住环境，必要时需要对家中进行改造，以适应失能老年人的生活起居和便于照护者的照护。

3. 家庭需要安排人对失能老年人进行照护，可由家庭成员承担，也可聘请专业的照护者，做好护理和康复工作。

4. 家庭需要做好失能老年人慢性病、用药安全、营养和就医等方面的支持和管理。

5. 家庭需要协助老年人进行适当的外出活动和社交活动。

6. 家庭需要给予失能老年人心理和情感支持。

7. 家庭成员和照护者需要积极参加社区组织的宣教、日常护理技术培训和急救技术培训。

8. 家庭成员可从社区服务机构及社区养老机构获取信息、资源和支持，使失能老年人更好地享受社会支持。

社会养老服务可以为共病、衰弱导致失能的老年人提供哪些支持

社会养老服务（或称养老社会服务）是针对我国家庭养老功能弱化、高龄老年人和空巢老年人增多的现状，由政府、社会组织、企业、志愿者等社会力量为老年人提供的各种生活所需的服务。在失能老年人的生活中，社会养老服务和家庭养老服务相互联系、相互补充、相互促进，共同支撑老年人的生活、生命质量。社会养老服务可以满足以下的需求。

1. 照料需求。受传统观念的影响，老年人期望得到家庭的生活照料，大约50.3%的城市老年人仍然和其家庭成员共同居住，但家中青年人由于学习、工作繁忙等，多数人感到力不从心，因此居家养老的老年人对社区养老服务需求更加强烈，特别是失能老年人对长期照料和专业护理的需求十分迫切，社区养老服务可以作为居家养老的有力补充，满足失能老年人对于照料的需求。

2. 医疗需求。失能老年人都患有疾病，对健康有很强的渴望，社区养老服务可以作为医院资源的延续和有力补充，满足失能老年人在慢性病管理、治疗及护理等方面的需求。

3. 精神慰藉需求。长期的疾病和失能也会导致失能老年人的心理问题，使其产生孤独、悲观等多种负面情绪，甚至有自杀的念头，特别需要得到家庭和社会的精神慰藉和心理支持，社会养老服务可以提供这方面的支持。

社区医疗机构可以为共病、衰弱导致失能的老年人提供哪些支持

社区医疗机构是社区卫生服务工作的主要载体。它可以为共病、衰弱导致失能的老年人提供以下支持。

1. 开展常见病的诊治及慢性病规范化管理，给予衰弱老年人及照护者专业的医学指导。

2. 国家推行家医签约服务，家庭医生可为签约老年人提供 5 类个性化家庭医生式服务，即健康状况早了解、健康信息早知道、分类服务我主动、贴心服务我上门、慢性病用药可优惠。

3. 提供"双向转诊"服务，形成"小病在社区、大病进医院、康复回社区"的就医新格局，基本医疗逐步下沉社区，危重病、疑难病的救治到大中型医院，治疗后病情进入恢复期再转回社区进行后续治疗和康复。使衰弱老年人得到全面而及时有效的医疗服务和保障。

4. 康复医疗中心为失能老年人提供各种医学康复服务，促进功能恢复或改善，提高生活质量。

第十章
共病、衰弱导致
失能的照护

当前，我国人口快速老龄化和高龄化，老年多病共存、衰弱失能已成为医学和护理学面临的新挑战。慢性病、失能、带管生存老年人日益增多，照护需求日益增大，且呈现出多层次、多样化、个性化的特点，如何满足老年失能群体的长期照护需求，使他们保持最好的功能状态，生活得更有尊严，是亟待解决的问题。本章从日常照护、管道照护、安全照护、活动照护等方面，阐释了失能老年人常见照护问题的解决方法、要点和注意事项，以简明、精练的语言给读者提供专业、规范的失能照护实践指导，以提高老年人的照护质量，缩短带病生存期，实现健康老龄化、积极老龄化的目标。

如何构建老年人安全居家照护环境

老年人居室设计需要落实无障碍设计理念，创造条件鼓励老年人生活自理、自由活动，体现对老年人的尊重。

室内灯光和地面：①灯光适宜，不宜过亮或过暗。②在黑暗处安装灯泡，尤其是存放物品处应明亮。③地面应平坦，不要设置门槛。④地面不宜太光滑，可铺地毯，地毯应放平整，边缘不卷曲。⑤地垫选择防滑型，且固定在地面上，不可松动。⑥地面应整洁，及时清除走廊上的障碍物。

客厅及卧室：①椅子和沙发的高度适宜，有坚固扶手，椅面勿过软。

②桌角尽量采用安全桌角，避免磕碰。③固定家中宠物的活动范围，避免宠物在脚下乱跑。④卧室内安装电话或接分机，放在床头桌上。⑤室内安装紧急呼叫器，最好安装在床边，伸手就能够到。⑥选择可调节床，床的高度应适中，方便上下。⑦床罩不应有穗或绳等坠物。⑧卧室应设在距离卫生间较近的位置或卧室内带有卫生间，缩短如厕所需时间。

厨房及卫生间：①厨具摆放整齐，尽量伸手可及，减少高处取物的风险。②随时将溢出的液体擦干净，厨余垃圾及时清理干净。③浴室内使用防滑垫。④洗漱用品放在容易拿到的地方，避免弯腰或伸手太远。⑤浴室准备淋浴座椅。浴室和卫生间的门能让轮椅方便进出。⑥马桶高度应适宜，方便起坐，并在周围安装合适的扶手。

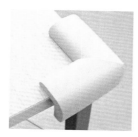

安全桌角

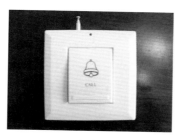

呼叫器

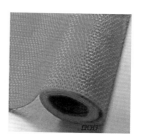

防滑垫

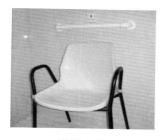

淋浴座椅

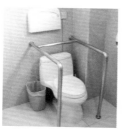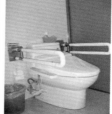

扶手

如何协助衰弱失能老年人保持自我生活能力

衰弱失能老年人活动减少，肌力减弱，久坐不动的生活模式导致废用综合征的发生，生活自理能力逐步下降。如果不能自理，生活质量就会大打折扣。居家照护时可以采用以下几种方法保持老年人的日常生活能力，最大限度地发挥老年人的潜能。

坚持能力锻炼：加强肌力、关节、饮食及穿衣等方面的训练。采用步行、握力训练、关节活动训练、生活情境训练等方法，由简到繁，由断续到完整进行锻炼。训练有困难的老年人可以准备辅助工具，如握把加粗防烫的杯子、可弯可调的汤匙、长把牙刷、夹式筷子、带扶手便桶等。

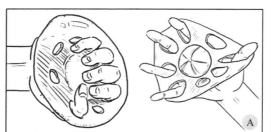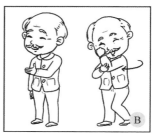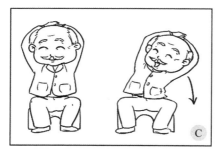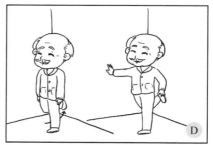

A：握力训练；B：上臂关节活动；C：腰背关节活动；D：膝髋关节活动。

能力训练

尽量自己动手：如果做某件事很费劲，则应多做此类事情，而不是少做。家里人不要进行过多替代和帮助，如果总是让他人帮助老年人，那么老年人就会越来越虚弱，而一旦体质虚弱，以后将会遇到更多的困难。

　　保持营养均衡：60% 碳水化合物、20% 蛋白质和 20% 脂肪，是保持身体体力的最佳饮食搭配方案。每天摄入 12 种以上食物、每周摄入 25 种以上的食物，并注意颜色、味道的搭配。老年人容易出现钙、铁及维生素 A、维生素 D、维生素 C 等营养素的缺乏，应注意补充。

　　注意防止跌倒：老年人跌倒是导致衰弱失能的重要原因之一，往往引起一系列灾难性后果。因此，应评估老年人是否存在跌倒风险，并通过锻炼、饮食、环境优化等措施，消除可逆性原因。

老年人如何预防直立性低血压

　　直立性低血压是由体位的改变，如从平卧位突然转为直立位或长时间站立发生脑供血不足而引起的低血压。正确的预防措施可以有效减少直立性低血压及其并发症的发生或缓解其严重程度。

　　变换体位时动作要缓慢，不宜过快过猛。起床时采用"三步法"，即清醒后平卧 30 秒，坐起后在床边坐 30 秒，站起后适应 30 秒，无头晕、腿软等症状再行走。

　　消除引起外周血管舒张的各种诱因，如剧烈运动、热水浴、室温过高、饮酒等，老年人在起床后 1 小时内、餐后 2 小时内应避免过度活动。

血压控制不良的老年人易发生直立性低血压，应定时监测，欧洲高血压指南中明确规定老年人需经常测量直立位血压。老年人如出现头晕、头痛、视蒙等症状，应及时告知医护人员。

饮食上应选择易消化、清淡、富含纤维素的食物，每餐不宜吃得过饱，少量多餐，保证水分和热量充足，防止因血容量不足、饱餐而发生直立性低血压。

积极进行身体锻炼，增强体质，养成良好的运动习惯。如有氧运动可以增强呼吸、循环、消化功能及下肢肌力，提高机体在体位改变时的耐受力。

老年人假牙应该如何清洁、保养和护理

老年人随着年龄的增长，牙齿缺失过多，影响进食营养而佩戴假牙，假牙和原生牙一样，都需要保养，如清洁、护理不当，极易滋生细菌，缩短使用寿命，危害其他牙齿，严重威胁老年人口腔健康。那么假牙应该如何清洁、保养和护理呢？

1. 定时清洗：每次进食后取下假牙进行清洗。

2. 认真洗刷：将卸下的假牙认真冲洗并用小的软毛牙刷蘸着牙膏轻轻刷洗各个面，重点是牙托的内面及与原生牙接触的部位，这些部位最易残存细菌和菌斑。将刷洗后的假牙用冷水冲洗干净，漱口后再戴上。

3. 正确佩戴：白天佩戴，晚上卸下。顺序为先卸上腭假牙，再卸下腭假牙，第二天起床洗漱后再佩戴，既利于白天受假牙压迫的口腔黏膜得到休息，又使假牙上残留的细菌和菌斑不易生长，减少对口腔的危害。

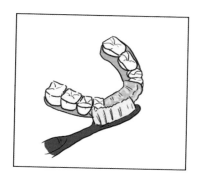

牙托的内面

卸下浸泡：卸下的假牙清洗干净后应浸泡在冷水中，暂不用的假牙可放于冷水杯中加盖保存，防止假牙干燥变形。每日更换清水很重要，防止水中细菌等滋生。为达到更好的清洁和除菌效果，可使用假牙清洁片溶于水中来消毒假牙。

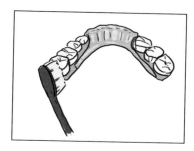

与原生牙接触的部位

注意禁忌：切勿戴着假牙入睡否则容易在睡梦中不慎将假牙吞入食管，引起大出血等严重后果；忌将假牙浸泡在热水、酒精、醋水、盐水中，否则容易导致假牙变形。

及时更换：发现老年人的假牙变形损坏，应马上修理或重新更换，防止给老年人带来不舒适感或磨伤牙龈。

如何照护吞咽困难老年人进食？
发生噎食后该如何处理

安全进食、均衡营养是身体健康的基本保障，衰弱老年人吞咽能力降低，极易发生误吸。在照护吞咽困难老年人进食时，应注意以下环节。

　　进餐环境清洁、卫生、光线适度。进餐时注意力集中，避免聊天、看电视。餐前协助洗手、佩戴好假牙。面瘫者鼓励其用健侧进食。进食体位原则上能坐不卧，协助可以离床的老年人坐餐椅，卧床老年人取坐位或半坐位，背部垫靠垫，切忌平卧位喂食。食物性状注意干稀搭配，将食物打成糊状进食更安全。食物温度适中，避免过烫或过凉。鼓励老年人自己动手进餐，餐具应选用圆润无角、安全、舒适型。饮水时，杯中水要保证至少半杯，对于有吞咽困难的卧床老年人，建议使用勺子饮水更为安全，避免使用吸管，因用吸管饮水时，吸的力量比较大，容易呛着，另外吸入与吞咽需协调完成，吞咽障碍的老年人很难做到，容易发生呛咳导致误吸。控制好"一口量"，正常成人约为 20 mL，老年人建议从 2～4 mL 开始，逐渐增量。需喂食者每次喂食量约为汤勺的 1/3，匙入口后，在老年人舌前 1/3 向下后压，倾出食物后迅速撤出，完全吞咽后再喂食下一口，固体和液体饭菜轮流喂食，出现呛咳时立刻停止喂食。餐后协助老年人用清水漱口或刷牙、清洗假牙，活动 30 分钟或保持进食姿势 30～40 分钟。

　　出现噎食或轻微呛咳时，照护者应扶托老年人使其弯腰低头，下颌靠近胸部，在肩胛骨之间快速连续叩击，使其将食物残渣咳出。严重呛咳时，老年人会出现面色青紫、呼吸急促或减慢等症状，可能造成窒息甚至死亡。

　　立即采用"海姆立克法"：照护者站在老年人背后，使其身体前倾、头向下、嘴巴张开，照护者用两手臂紧紧环抱其腰腹，一手握拳，拳头拇指侧放在老年人胸廓下和脐上的腹部，另一只手抓握住拳头，快速向内向上有节奏地冲击腹部，直到异物排出。

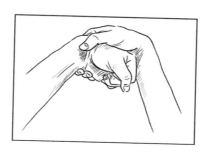

海姆立克法

四周无人时：立即停止进食，可用任何钝角物件（如圆角椅背）快速挤压腹部，直到阻塞物排出。

如为卧床老年人：照护者立即使老年人仰卧并将其头偏向一侧，跨跪于老年人大腿两侧，一手掌根部在其剑突下和脐上之间的腹部，另一只手重叠覆盖在第一只手上，十指相扣，迅速反复向上冲击，直至阻塞物排出，注意及时清除口腔内异物。

鼻饲照护应注意的事项有哪些

鼻饲是将胃管经鼻腔插入胃内，从管中灌注流质饮食、药物和水分的方法。正确的鼻饲照护可有效减少鼻饲饮食中反流、误吸、细菌或霉菌感染、恶心呕吐、腹泻、便秘、肠痉挛、腹胀、食管黏膜及鼻咽部损伤、脱管、堵管等常见并发症的发生。照护鼻饲老年人时需做到以下"十要"。

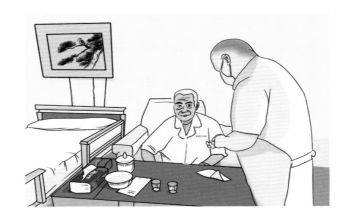

1. 体位要正确：协助老年人取坐位或半卧位，抬高床头 30° ～ 45°。有痰者鼻饲前 30 分钟先吸痰。

2. 鼻饲管要在胃内：①检查鼻饲管体外刻度；②回抽有无胃液，正常胃液为清亮无色的液体，同时观察消化情况；③回抽未见胃液，将听诊器置于脐部上方，快速向胃内注入 10 mL 空气，听气过水声。

3. 鼻饲液性状要注意：以糊状为主，将食物、药物进行充分粉碎、研磨、溶解，防止管道堵塞，新鲜果汁与奶液应分别注入，适当增加饮食中水果和蔬菜含量。适量运动、腹式呼吸、腹部按摩可促进肠蠕动，预防便秘。

4. 温度要适宜：鼻饲液的温度为 38 ～ 40 ℃，水温计测温或手腕测温均可，将鼻饲液滴于前臂内侧，以不烫为宜。

5. 方式与速度要掌握：鼻饲泵入，速度为 30 ～ 120 mL/h；注射器推注，速度 ≤ 10 mL/min。一般 200 mL 鼻饲液在 20 ～ 30 分钟注入完毕为宜。

6. 饮食总量要控制：每餐≤ 350 mL，间隔时间≥ 2 小时。

7. 喂养完毕要冲管：鼻饲完毕后用温开水脉冲式冲管，冲管后封闭胃管尾端，反折胃管并用纱布包好；发现胃管内壁仍有鼻饲液残留时，可将米曲菌胰酶片研磨溶解后进行冲管；30 分钟内避免搬动老年人、吸痰、做口腔护理等。

8. 管路要固定：线绳挂耳固定法和胶布固定法。有躁动者可使用约束具。

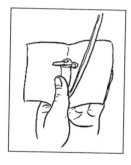
反折胃管

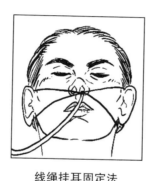
线绳挂耳固定法

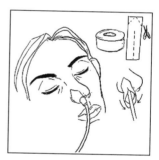
胶布固定法

9. 口鼻腔要保持清洁：每日督促或协助老年人按时刷牙、漱口，及时清除口腔内分泌物，不能自理者予口腔护理，可使用生理氯化钠溶液、1 ∶ 5000 呋喃西林溶液、制霉菌素溶液等预防细菌或霉菌感染，注意观察鼻黏膜情况，每日清洁后用液状石蜡油或呋麻滴剂滴鼻，也可涂抹金霉素眼膏。

10. 定期要更换：鼻胃管每 30 天更换一次，固定胶布每日更换。

便秘老年人如何安全使用开塞露

开塞露是一种常用外用药，具有促进排出大便的作用，多适用于大便干燥、堵塞肛门口无法自行排出的患者。开塞露是解决老年人便秘问题的常用方法，但不可长期使用，否则直肠敏感性降低，容易加重便秘。那么如何才能安全有效地使用呢？

1. 体位：协助老年人取左侧卧位，暴露并适当垫高臀部，双腿自然弯曲，臀部下方垫尿垫，不可站立或蹲着用药。

2. 润滑：照顾者站于老年人的右侧，左手分开臀部露出肛门，右手挤出开塞露球部内的少许药液润滑管口及肛门。

3. 挤药：将开塞露前端缓慢插入肛门，嘱老年人张口深呼吸。严禁将开塞露球部插入肛门以防撕裂肛门。右手用力挤压，将药液缓慢注入直肠内，嘱深呼吸，如出现面色苍白或肛门出血等情况，立即停止操作送医。

4. 保留：注入完，右手缓慢拔出，左手用纸巾擦拭肛门，整理、协助老年人取平卧位，嘱其尽量保留药液15分钟以上，使药液充分软化粪便，刺激肠蠕动，促使粪便排出。

5. 排泄：老年人排便后及时清理，清洁肛周皮肤，并协助取舒适卧位。

如何帮助老年人正确进行家庭氧疗

老年人在轻度缺氧时，可出现胸闷气短、心慌、喘气急促等症状；

在中度缺氧时，可出现注意力不集中、脸色苍白、胸闷气短、喘粗气等症状。氧疗可以减轻老年人缺氧症状，缓解低氧引起的肺动脉高压，延缓肺源性心脏病的发生、发展，缓解支气管痉挛，改善睡眠和大脑功能等。具体操作如下。

吸氧前用棉签蘸清水清洁鼻孔，注意不要把棉签掉在鼻孔内。如使用鼻塞法吸氧，在使用制氧机前后均应用酒精消毒鼻塞管。

一定要先调好流量再使用，不要在饭后吸氧。购买制氧机者使用前应仔细阅读说明书。

合理选择吸氧时间。对严重慢性支气管炎、肺气肿，伴明确肺功能异常的老年人，注意控制氧气流量，一般为每分钟 1～2 L。有条件者可在家中备手指式脉氧仪随时自检血氧饱和度，吸氧者每隔 1～3 个月到医院进行血红蛋白含量、肺功能检测和血气分析等。

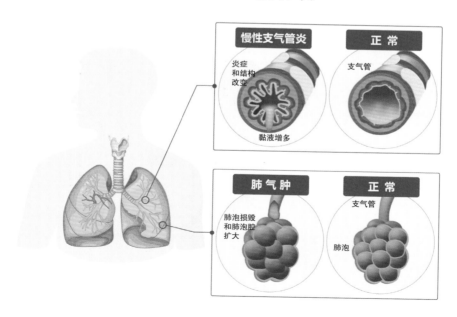

注意用氧安全。制氧机应放在通风良好的地方，禁烟、禁明火。氧气瓶搬运时要避免倾倒撞击，防止爆炸，氧气瓶应放于阴凉处，并远离烟火和易燃品，至少距离火炉 5 m、距暖气 1 m。

鼻塞、面罩、湿化瓶等均应定期消毒。

氧气瓶内氧气不能用尽，一般需留 1 kPa，以防再次充气时灰尘、杂质等进入瓶内引起爆炸。

如何使用手法有效协助老年人排痰

慢性阻塞性肺疾病与老年人衰弱密切相关，老年慢性阻塞性肺疾病患者经常有咳嗽、咳痰的症状，而衰弱失能的老年人多需要家属协助排痰。对于老年人来说，促进有效排痰的常见方法莫过于叩背，然而它却是一把双刃剑，运用得当能使呼吸道保持通畅，反之则加重病情。那么如何使用手法有效协助老年人排痰呢，具体操作如下。

1. 摆体位：取侧卧位，躯干垂直于床沿，下腿伸直，上腿弯曲。

2. 找部位：找到腋前线、腋后线、肋弓下缘的连线即为叩拍部位，胳膊

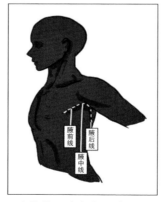
腋前线、腋中线、腋后线

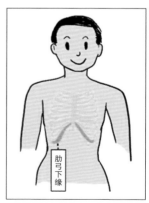
肋弓下缘

叩拍部位

向上抬起充分暴露叩拍部位。

3.窝起手掌呈碗状，放松手腕：以手腕的力量迅速而规律的沿着腋前线、腋中线、腋后线呈"Z"形叩拍老年人背部，叩击时发出空而深的"啪、啪"声响则表明手法正确，空心拳力度以不引起老年人疼痛为宜，一边叩背一边鼓励老年人咳出痰液。每分钟拍 120 ～ 180 次，每个部位 1 ～ 3 分钟，在餐后 2 小时或餐前 30 分钟进行为宜，如果频率太低，对于排痰是没有效果的。注意：叩背时应避开心脏、脊柱等部位，拍背过程中注意观察面色、呼吸等，并注意保暖。

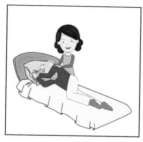
摆体位

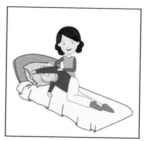
找位置

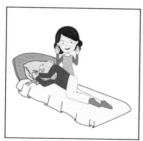
窝起手掌放松手腕

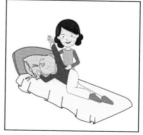
叩拍背部

拍背过程

如何正确注射胰岛素

老年糖尿病患者发生衰弱的概率要高于普通老年人群，注射胰岛素是患糖尿病老年人控制血糖最常见的方法之一，正确地注射胰岛素是确保胰岛素降血糖效果的前提条件。规范注射九步骤如下。

1. 洗手、查对：仔细核对胰岛素的类型、名称及剂量。

2. 装芯：安装胰岛素笔芯。

3. 混匀：预混胰岛素需充分混匀。

4. 安装针头：酒精消毒胰岛素笔并安装针头，选择长度适中、光滑锐利、坚固耐用的针头。调取两个单位剂量，笔尖向上按注射推键排气。随后旋转刻度至胰岛素注射剂量。

5. 定位：选择注射部位并消毒。常用腹部（肚脐左、右、下部旁开 2 cm 处）、上臂外侧、三角肌下缘外侧、臀部外上侧、大腿外侧，注射部位应经常更换。每个注射区域每次注射间隔 ≥ 1 cm，避免在同一位置注射造成红肿硬结。以 75% 酒精棉签消毒皮肤 1 遍，消毒范围直径为 5～6 cm，待干。

6. 注射：取下针帽，根据皮下组织厚度及针头的长度，评估是否要捏皮注射。针头垂直迅速刺入皮下，按下注射键。

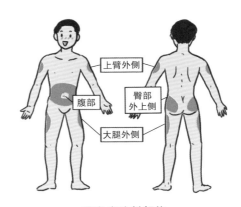

胰岛素注射部位

7.停10秒：注射完毕，停留10秒后将针头拔出，并以无菌棉签按压针眼处30秒即可。对于服用抗凝药物者，按压时间可适当延长。

8.处置：针头不可重复使用，否则会增加感染概率，导致注射疼痛、断针等。针头在注射后应立即卸下，套上外针帽后废弃。注意防止被针头刺伤，胰岛素笔备用。

9.进食：注射胰岛素后应根据胰岛素的中、长、短效时间，及时进食，以防低血糖造成生命危险。

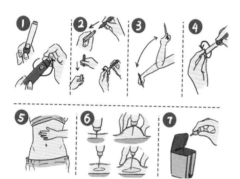

① 核对胰岛素类型、名称及注射剂量
② 安装胰岛素笔芯
③ 预混胰岛素，充分混匀
④ 安装胰岛素注射笔用针头
⑤ 检查注射部位及消毒
⑥ 注射胰岛素
⑦ 丢弃针头，置于加盖硬盒容器中

注射胰岛素的步骤

低血糖的表现和处理方法是什么

低血糖是指血浆中葡萄糖水平下降，血糖值 < 2.8 mmol/L（50 mg/dL），常出现心悸、大汗、无力、手抖、饥饿等症状，甚至发生抽搐、神志改变、昏迷、死亡等。

轻度症状：

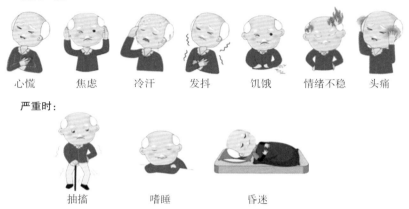

心慌　　焦虑　　冷汗　　发抖　　饥饿　　情绪不稳　　头痛

严重时：

抽搐　　　　　嗜睡　　　　　昏迷

低血糖的表现

　　当出现饥饿、手抖、无力、恶心等低血糖症状时，若老年人意识清楚，应立即摄入快速提升血糖的碳水化合物，如果汁、糖水等，等待15分钟，观察症状有无好转。如仍有低血糖症状，再次摄入碳水化合物。若反复发作应立即送往急诊做进一步处理。若情况较严重，出现低血糖昏迷，应立即送至医院，昏迷者切忌喂食以免造成呼吸道窒息。

　　进一步寻找低血糖的病因，及时就医做针对性治疗。用降糖药物或注射胰岛素后一定要及时进食，做好日常血糖监测。糖耐量异常者，运动量不宜过大，外出运动时，随身携带糖果。加强血糖监测，关注空腹血糖值，遵医嘱用药，不要自行增减药量。

如何照护夜尿频繁的衰弱老年人

引起夜尿频繁的因素有很多种，生理性因素如饮水过多，精神性因素如紧张、不安等，但夜尿增多也可能是老年人肾功能不全的体现，是老年人衰弱的一种表现，应予以重视。照护不当极易发生跌倒、感染、皮肤受损等不良事件，那么如何对夜尿频繁的衰弱老年人进行安全照护呢？具体措施如下。

1. 帮助老年人寻找夜尿频繁的原因：夜尿频繁的原因包括生理、精神、疾病、药物等多方面的因素，发现老年人夜尿频繁应及时就医，查找疾病因素，如尿路感染等。

2. 饮食上做好预防：晚餐避免进食过多汤、稀粥、水果等，避免吃生冷寒凉的食物，如雪梨、白萝卜等。睡前避免饮酒、饮茶、饮咖啡和大量饮水，慎用利尿剂。

3. 保持情绪稳定：睡前避免精神紧张、情绪激动等。起床时3个半分钟即醒后30秒再起床，起床后30秒再起立，起立后30秒再行走，防止晕倒。

4. 保证老年人夜间如厕安全，防跌倒：尽可能使用尿壶或床旁便器，避免夜间频繁如厕，尿壶放在老年人随手可取处，小便后照护者及时倾倒。夜间如厕时需有照护者陪同，选择易穿脱的裤子，鞋子舒适、方便穿脱且防滑。

5. 保持个人卫生整洁：每日清洗会阴，经常更换内裤，发现床铺、内裤沾有尿液及时予以更换，保持皮肤清洁。

6. 优化居住环境：为老年人选择离卫生间最近的卧室居住，最好卧室内设有卫生间。卧室内灯的开关设置在老年人卧床伸手可及处，安装地灯或小夜灯。卧室到卫生间走路经过的地方地面平坦，不要放置杂物、小块地垫。

7. 督促指导训练：指导盆底肌训练，如提肛运动。

如何做好留置尿管老年人的居家照护

居家留置尿管时常由对留置尿管者的护理不当而导致感染、堵管等相关并发症的发生。那么如何做好留置尿管老年人的居家照护呢？具体做法如下。

1. 保持良好的卫生环境：老年人居室卫生干净，床铺清洁、干燥、无渣屑。

2. 养成良好的卫生习惯：经常督促或协助老年人更换内裤，每日清洗会阴，保持会阴部清洁干燥，男性老年人用碘伏棉签环形消毒尿道口与龟头，并沿尿道口向远端消毒尿管，2次/日，照护者操作前要先洗手，减少感染机会。

3. 增加饮水量：病情允许的前提下，督促老年人每日饮水 2000～3000 mL，睡前要适当限制饮水，减少夜间尿量。

4. 妥善固定：将尿管固定于老年人大腿内侧，避免管道反折、受压、扭曲及过度牵拉，保持引流通畅。

5. 尿袋位置要正确：尿袋低于膀胱位置，防尿液反流致逆行感染。①站立时将尿袋固定于大腿外上 1/3 处；②坐沙发时排净袋内尿液，别针针尖向下朝外将尿袋固定于大腿外侧下 1/3 处；③卧位时挂于床边，尿袋底端距地面 ≥ 10 cm；④协助老年人翻身时，应先将尿袋前端细管反折后再变换体位。

6. 做好观察记录：尿袋内尿液达 1/2 ～ 2/3 时应及时倾倒，观察记录尿液颜色、量、气味及性状，有无浑浊、絮状物等。正常尿液为黄色清亮的液体。

7. 定期更换：尿管及尿袋 28 天更换一次，尿袋如有血尿、絮状物时，视情况随时更换。

8. 及时就医：居家照护时如发现有堵管、漏尿、脱管、局部皮肤红肿或疼痛等现象，应及时就医。

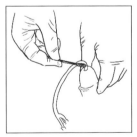 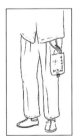 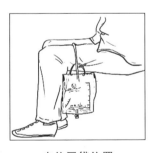 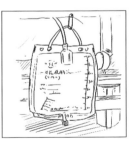

消毒尿道口与龟头　　立位尿袋位置　　　坐位尿袋位置　　　　卧位尿袋位置

如何协助偏瘫老年人穿脱衣物

偏瘫老年人由于一侧肢体不能活动，穿脱衣物时应注意顺序，且需要照护者协助。具体方法如下。

协助穿脱上衣：协助老年人取坐位，面对照护者，先穿偏瘫侧衣袖，再穿健侧衣袖，整理衣服，扣好纽扣。脱衣时，解开上衣纽扣，先脱健侧衣袖，后脱偏瘫侧衣袖。

协助穿脱裤子：协助老年人取卧位，照护者一手从裤管口向上套入，轻握老年人偏瘫侧脚踝，另一手将裤管向老年人大腿方向提拉，同法穿好健侧裤管，可使老年人侧卧向上提拉裤腰至腰部，系好裤扣、裤带。脱裤时，协助老年人取卧位，松开裤带、裤扣，将裤腰向下退至臀部以下，先脱健侧裤管，再脱患侧裤管。

协助穿脱衣物时，注意保持老年人身体平衡，防止跌倒；注意调节室温，以22～26℃为宜，防止受凉感冒；衣物应选择棉质材料、宽松版型。

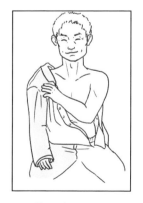

协助穿脱上衣

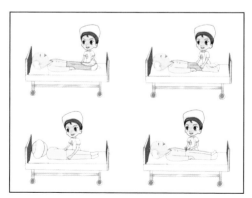

协助穿脱裤子

如何预防失能卧床老年人发生皮肤压疮

失能的老年人多长期卧床。压疮是长期卧床的老年人容易发生，但通过良好的护理可以避免发生的问题。预防的关键在于消除其发生的诱因，下面介绍几种有效的预防方法。

1. 使用有减压作用的褥垫：如使用气垫床、悬浮床、水床等或在身体空隙处垫软枕、软垫等，不宜使用环形垫圈。

2. 使用保护性敷料：在骨隆突处如足跟、骶尾部等使用自粘性软聚硅酮泡沫敷料（如美皮康）预防压疮。

3. 为老年人合理摆放体位：取仰卧位和30°半卧位时发生压疮的风险最小，30°侧卧位是压力最小的侧卧位。取平卧位时使用泡沫垫或枕头分散整个腿部重量，使足跟抬离床面，膝关节轻度屈曲。

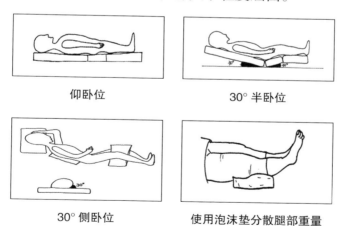

仰卧位　　　　　　　　　　30° 半卧位

30° 侧卧位　　　　　使用泡沫垫分散腿部重量

4. 经常帮助老年人翻身：至少每2小时翻身一次，翻身时动作轻柔，避免拖拽，观察皮肤情况。

5. 保持老年人皮肤清洁：每次擦浴后适量使用无刺激的润肤乳、爽身粉等。大小便失禁者，应当及时清理，清洗肛周，涂抹皮肤保护剂。

6. 及时帮助老年人更换床上用物及衣物：保持床铺干净、平整、无渣屑，衣物以棉质、柔软为宜，被汗液、尿液浸湿时应及时更换。

7. 重视检查老年人骨隆突处皮肤：每天注意查看老年人骨隆突处皮肤，发现皮肤发红，及时予以保护，可用酒精或按摩油对易发生压疮的部位进行按摩，促进局部血液循环。

8. 高蛋白、高维生素饮食：增加膳食中的蛋白质如肉、蛋类，多吃新鲜蔬菜、水果补充维生素，改善老年人营养状况。避免使用玉米油或红花籽油烹调食物，否则会加重炎症，阻碍血液循环，增加压疮风险。

9. 增加老年人活动量：鼓励和帮助老年人进行肢体及关节的主动、被动运动。

如何协助失能老年人完成床上到沙发上的坐位移动

可选择用轮椅协助完成坐位的移动，具体方法如下。

推轮椅到床旁，与床成 45° 夹角，固定轮椅车闸，竖起脚踏板。

协助老年人坐床边，穿衣穿鞋，双足着地，躯干前倾。

照护者面向老年人站立，用双膝夹紧老年人双膝外侧以固定，双手拉住老年人腰带或扶托其双髋。

嘱老年人双手搂抱照护者颈部，并将头放在照护者靠近轮椅侧的肩上。

照护者微后蹲，同时向前、向上提拉老年人，使老年人完全离开床面并站住。

老年人站稳后，照护者以足为轴旋转躯干，使老年人转向轮椅，臀部正对轮椅正面。

使老年人慢慢弯腰，平稳地坐在轮椅上。帮助老年人调整位置，尽量向后坐，翻下脚踏板，将老年人双脚放于脚踏板上。给予衣物、毛毯进行保暖，松闸后推老年人至沙发。

从轮椅到沙发的转移方法同上。

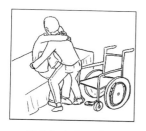
使老年人离开床面

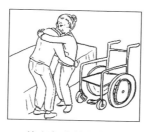
使老年人转向轮椅

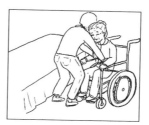
使老年人慢慢弯腰，
平稳地坐在轮椅上

适合卧床老年人的体位移动用具有哪些

1. 辅助腰带：是一种捆绑在老年人腰部的助行、移位辅助工具。对于保持坐位和站立困难的老年人，可选用辅助腰带协助其进行体位移动，该腰带外围不同方向均有把手，把手方向与腰带平行，便于体位移动时照护者提拉老

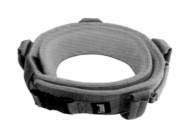
辅助腰带

年人，协助老年人从床上转移至轮椅上，或者从轮椅转移至坐便器上。

2. 移动板：也叫"过床易"，适用于老年人在保持现有卧姿或坐姿的状态下，从床上移动到轮椅或其他地方。老年人从床上移动到轮椅上时，可使轮椅与床呈15°，固定好车闸，将床面高度调至比轮椅座椅稍高一点，使移动面倾斜，便于移动。

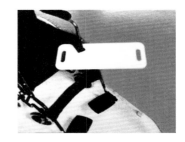

移动板

3. 移位机：是一种用于失能老年人的体位转移的设备，种类包括移动式移位机、落地式固定移位机、上方固定式移位机。其中移动式移位机最常用，操作方法如下。

推移位机于床旁，协助老年人穿上吊带，并调整吊带高度，将吊带与吊钩相连。接通电源，操作遥控手柄，缓慢提升老年人使其离开床面。操作手柄，将两只底盘脚打开至一定角度，并调整老年人身体方向，转向目的地，缓慢放下老年人，完成转移。

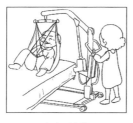
穿好吊带

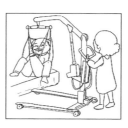
提离床面

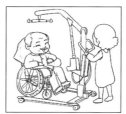
缓慢放下

移动式移位机

留置 PICC 的老年人居家注意事项有哪些

外周中心静脉导管（peripherally inserted central venous catheter，PICC）是一种经外周静脉插至上腔静脉的导管，具有安全、留置时间长、对日常生活影响小、有效保护静脉等优点。PICC 在体内最长可留置 1 年，期间良好的居家护理对减少导管相关并发症、延长导管使用寿命至关重要。那么居家老年人 PICC 护理的注意事项有哪些呢？

居家老年人护理 PICC 时，应注意"动、洗、睡、换、察、固" 6 个方面。

动——活动，留置期间，穿刺手臂可以正常活动和运动，但禁止剧烈活动。

洗——洗澡，可以洗澡，淋浴前应使用 PICC 保护袖套，洗澡时间不宜过长，以不出汗为宜。

睡——睡觉，建议使用袜套进行固定，而且尽量不要压迫穿刺侧肢体。

换——换药，正常情况每 7 天至少维护 1 次，务必由专业护士维护换药，不可自行更换。

察——观察，观察贴膜有无卷曲、松动、潮湿，穿刺点是否出现红、肿、热、痛等不适，导管有无脱出、堵塞，手臂是否肿胀等。

固——固定，导管部分脱出时，马上固定好导管外露部分，切忌将脱出导管送入体内，导管断裂时，马上将外露部分翻折向上，固定在手臂上，防止导管滑入体内，如出现高热不退、穿刺感染征象应及时就医。

附　　录

日常生活活动量表（ADL 量表）

项目	评分	标准	得分
大便控制	0	失禁或昏迷	
	5	偶有失禁（每周＜1次）	
	10	自主控制	
小便控制	0	失禁或昏迷或需由他人导尿	
	5	偶有失禁（每24小时＜1次）	
	10	自主控制或无须帮助自行导尿	
修饰	0	需要帮助	
	5	自理（洗脸、梳头、刷牙、剃须）	
如厕	0	依赖他人	
	5	需部分帮助	
	10	自理（去和离开厕所、使用厕纸、穿脱裤子）	
进食	0	较大或完全依赖	
	5	需部分帮助（夹菜、盛饭）	
	10	全面自理（能进各种食物，但不包括取饭、做饭）	
转移	0	完全依赖他人（需2人以上或提升机），无坐位平衡	
	5	需大量帮助（1～2人，身体帮助），能坐	
	10	需少量帮助（1人语言或身体帮助）	
	15	自理	
活动	0	不能步行	
	5	在轮椅上能独立活动（无须帮助并能拐弯）	
	10	需1人帮助步行（言语或身体帮助）	
	15	独立步行（可用辅助器，在家或病房周围）	
穿衣	0	依赖他人	
	5	需一半帮助	
	10	自理（自己系、开纽扣，关、开拉链和穿鞋）	

（续表）

项目	评分	标准	得分
上下楼梯	0	不能	
	5	需要帮助（言语、身体、手杖帮助）	
	10	独立上下楼梯（包括须携有效辅助器者）	
洗澡	0	依赖	
	5	自理（无指导能进出浴室并自理洗澡）	
总评分			

评分结果：0～20 分为极严重功能缺陷，生活完全需要依赖他人；25～45 分为严重功能缺陷，生活需要很大帮助；50～70 分为中度功能缺陷，生活需要帮助；75～95 分为轻度功能缺陷，生活基本自理；100 分为自理。

AD8 量表

AD8 量表是美国华盛顿大学于 2005 年开发的 8 题探访问卷，是临床上使用的医学量表，用于极早期痴呆症的筛查。它也可以供家属使用、评估，作为疾病风险的评估依据。就临床而言，痴呆可能是源于阿尔茨海默病、血管性痴呆、路易体痴呆或额颞叶痴呆。

本量表侧重于考察患者是否产生了 8 种特定的"变化"，回答是否有变化，能帮助家属筛查患者的痴呆症状。因为它是考察"变化"的工具，我们建议家属定期使用本量表，观察对比患者是否有特定的情形变化。

备注：根据华盛顿大学的原始授权，本量表为非商业用途，仅供临床或科研项目的使用。版权归华盛顿大学所有，请勿侵犯。

1/8：判断力是否出现了障碍？

A.（疑似）有障碍

B. 无障碍

C. 我不确定

2/8：不爱活动？或对事情不感兴趣？

    A. 少动，不感兴趣

    B. 喜欢活动，感兴趣

    C. 我不确定

3/8：是否会不断重复同一件事或同一句话？

    A. 很少重复

    B. 不会重复

    C. 我不确定

4/8：学习新东西使用方法时，是否会有困难？

    A. 有困难

    B. 没有困难

    C. 有时会出现困难

5/8：是否有时会记不清当前的月份或年份？

    A. 有

    B. 没有

    C. 有时

6/8：处理复杂的个人事情时，是否存在困难？

    A. 有难度

    B. 没难度

    C. 不确定

7/8：是否会忘记与某人的约定？

　A. 是

　B. 从不

　C. 有时

8/8：记忆或思考能力是否出现过问题？

　A. 有过

　B. 没有

　C. 偶尔

简易智力状态评估量表（Mini-Cog）

1. 请受试者仔细听和记住 3 个不相关的词，然后重复。

2. 请受试者在一张空白纸上画出时钟的外形，标好时钟数，给受试者一个时间让其在时钟上标出来。

画钟试验（clock drawing test，CDT）正确：能正确标明时钟数字位置顺序，正确显示所给定的时间。

3. 请受试者说出先前所给的 3 个词。

评估建议：0 分：3 个词一个也记不住，定为痴呆。1 ～ 2 分：能记住 3 个词中的 1 ～ 2 个，CDT 结果正确，认知功能正常；CDT 结果不正确，认知功能缺损。3 分：能记住 3 个词，不定为痴呆。

衰弱筛查量表（FRAIL 量表）

1. 疲劳（Fatigue）	是否感到疲劳
2. 抗力（Resistance）	能否上一层楼
3. 有氧运动（Aerobic）	能否行走一个街区的距离
4. 疾病（Illness）	是否患 5 种以上疾病
5. 体重下降（Lost）	1 年内体重是否下降超过 5%

评分标准：是记 1 分，否记 0 分。0 分：强壮；1～3 分：衰弱前期；3～5 分：衰弱。

老年抑郁量表（GDS）

	题目 选择最切合您最近一周来的感受的答案	答案 是	答案 否
1	你对生活基本上满意吗？	0	1
2	你是否已经放弃了许多活动和兴趣？	1	0
3	你是否觉得生活空虚？	1	0
4	你是否常感到厌倦？	1	0
5	你觉得未来有希望吗？	0	1
6	你是否因为脑子里有一些想法摆脱不掉而烦恼？	1	0
7	你是否大部分时间精力充沛？	0	1
8	你是否害怕会有不幸的事落到你头上？	1	0
9	你是否大部分时间感到幸福？	0	1
10	你是否常感到孤立无援？	1	0
11	你是否经常坐立不安，心烦意乱？	1	0
12	你是否希望待在家里而不愿意去做些新鲜事？	1	0
13	你是否常常担心将来？	1	0

（续表）

题目 选择最切合您最近一周来的感受的答案		答案	
		是	否
14	你是否觉得记忆力比以前差？	1	0
15	你觉得现在生活很惬意吗？	0	1
16	你是否常感到心情沉重、郁闷？	1	0
17	你是否觉得像现在这样生活毫无意义？	1	0
18	你是否常为过去的事忧愁？	1	0
19	你觉得生活很令人兴奋吗？	0	1
20	你开始一件新的工作困难吗？	1	0
21	你觉得生活充满活力吗？	0	1
22	你是否觉得你的处境毫无希望？	1	0
23	你是否觉得大多数人比你强得多？	1	0
24	你是否常为些小事伤心？	1	0
25	你是否常觉得想哭？	1	0
26	你集中精力困难吗？	1	0
27	你喜欢早晨起床的感觉吗？	0	1
28	你希望避开聚会吗？	1	0
29	你做决定很容易吗？	0	1
30	你的头脑像往常一样清晰吗？	0	1

表现为抑郁的评分为：

回答为"否"的被认为是抑郁反映的问题：1，5，7，9，15，19，21，27，29，30。

回答为"是"的被认为是抑郁反映的问题：2，3，4，6，8，10，11，12，13，14，16，17，18，20，22，23，24，25，26，28。

一般来讲，在最高分30分中，得0～10分可视为正常范围，即无抑郁症，11～20分显示轻度抑郁，21～30分为中重度抑郁。

焦虑自评量表（SAS）

下面有20条文字，请仔细阅读每一条，把意思弄明白，然后根据您最近一周的实际感觉，在分数栏1～4分下选择与你的情况相符的打"√"。每道题不要花费太久思考，凭第一印象回答。目前主要的情绪和躯体症状的自评请根据自觉症状的程度选择。

（评定时间为过去一周内或现在）

评定项目	没有或很少有	有时有	大部分时间有（经常有）	绝大多数时间有
1. 我感到比往常更加神经过敏和焦虑	1	2	3	4
2. 我无缘无故感到担心	1	2	3	4
3. 我容易心烦意乱或感到恐慌	1	2	3	4
4. 我感到我的身体好像被分成几块，支离破碎	1	2	3	4
*5. 我感到事事都很顺利，不会有倒霉的事情发生	4	3	2	1
6. 我的四肢抖动和震颤	1	2	3	4
7. 我因头痛、颈痛、背痛而烦恼	1	2	3	4
8. 我感到无力且容易疲劳	1	2	3	4
*9. 我感到很平静，能安静坐下来	4	3	2	1
10. 我感到我的心跳较快	1	2	3	4
11. 我因阵阵的眩晕而不舒服	1	2	3	4

（续表）

评定项目	没有或很少有	有时有	大部分时间有（经常有）	绝大多数时间有
12. 我有阵阵要昏倒的感觉	1	2	3	4
*13. 我呼吸时进气和出气都不费力	4	3	2	1
14. 我的手指和脚趾感到麻木和刺痛	1	2	3	4
15. 我因胃痛和消化不良而苦恼	1	2	3	4
16. 我必须时常排尿	1	2	3	4
*17. 我的手总是很温暖而干燥	4	3	2	1
18. 我觉得脸发热发红	1	2	3	4
*19. 我容易入睡，晚上休息得很好	4	3	2	1
20. 我做噩梦	1	2	3	4

计分与解释：

1. 评定采用 1～4 制计分。正向评分题，依次评为 1、2、3、4 分；反向评分题（带＊号），则依次评为 4、3、2、1 分。

2. 把 20 题的得分相加得总分，把总分乘以 1.25，四舍五入取整数，即得标准分。

3. 焦虑评定的分界值为 50 分，50～59 分为轻度焦虑，60～69 分为中度焦虑，70 分以上为重度焦虑。分值越高，焦虑倾向越明显。

社会支持评定量表（SSRS）

指导语：下面的问题用于反映您在社会中所获得的支持，请按各个问题的具体要求，根据您的实际情况写，谢谢您的合作。

1. 您有多少关系密切，可以得到支持和帮助的朋友？（只选一项）

（1）1个也没有。（2）1～2个。（3）3～5个。（4）6个或6个以上。

2. 近一年来您：（只选一项）

（1）远离家人，且独居一室。（2）住处经常变动，多数时间和陌生人住在一起。（3）和同学、同事或朋友住在一起。（4）和家人住在一起。

3. 您和邻居：（只选一项）

（1）相互之间从不关心，只是点头之交。（2）遇到困难可能稍微关心。

（3）有些邻居很关心您。（4）大多数邻居都很关心您。

4. 您和同事：（只选一项）

（1）相互之间从不关心，只是点头之交。（2）遇到困难可能稍微关心。

（3）有些同事很关心您。（4）大多数同事都很关心您。

5. 从家庭成员中得到的支持和照顾（在合适的框内画"√"）

	无	极少	一般	全力支持
A. 夫妻（恋人）				
B. 父母				
C. 儿女				
D. 兄弟姐妹				
E. 其他成员（如嫂子）				

6.过去，在您遇到急难情况时，曾经得到的经济支持和解决实际问题的帮助来源有：

（1）无任何来源。

（2）下列来源（可选多项）

A.配偶；B.其他家人；C.亲戚；D.同事；E.工作单位；F.党团工会等官方或半官方组织；G.宗教、社会团体等非官方组织；H.其他。

7.过去，在您遇到急难情况时，曾经得到的安慰和关心来源有：

（1）无任何来源。

（2）下列来源（可选多项）

A.配偶；B.其他家人；C.亲戚；D.同事；E.工作单位；F.党团工会等官方或半官方组织；G.宗教、社会团体等非官方组织；H.其他。

8.您遇到烦恼时的倾诉方式：（只选一项）

（1）从不向任何人诉述。（2）只向关系极为密切的1～2个人诉述。（3）如果朋友主动询问您会说出来。（4）主动诉述自己的烦恼，以获得支持和理解。

9.您遇到烦恼时的求助方式：（只选一项）

（1）只靠自己，不接受别人帮助。（2）很少请求别人帮助。（3）有时请求别人帮助。（4）有困难时经常向家人、亲友、组织求援。

10.对于团体组织（如党组织、宗教组织、工会、学生会等）活动，您：（只选一项）

（1）从不参加。（2）偶尔参加。（3）经常参加。（4）主动参加并积极活动。

计分：

一、量表条目计分方法

1. 第 1 ～ 4，第 8 ～ 10 条，选择 1、2、3、4 项分别计 1、2、3、4 分。

2. 第 5 条分 A、B、C、D、E 五项计总分，每项从无到全力支持分别计 1 ～ 4 分。

3. 第 6、第 7 条分别如回答"无任何来源"则计 0 分，回答"下列来源"者，有几个来源就计几分。

二、量表分析方法

1. 总分：即 10 个条目计分之和。

2. 客观支持分：第 2、第 6、第 7 条评分之和。

3. 主观支持分：第 1、第 3 ～ 5 条评分之和。

4. 对支持的利用度：第 8 ～ 10 条评分之和。

领悟社会支持量表（PSSS）

指导语：以下有 12 个句子，每一个句子后面各有 7 个答案。请您根据自己的实际情况在每句后面选择一个答案。例如，选择①表示您极不同意，即说明您的实际情况与这一句子极不相符；选择⑦表示您极同意，即说明您的实际情况与这一句子极相符；选择④表示中间状态。余类推。

1. 在我遇到问题时有些人（领导、亲戚、同事）会出现在我的身旁

①极不同意；②很不同意；③稍不同意；④中立；⑤稍同意；⑥很同意；⑦极同意。

2. 我能够与有些人（领导、亲戚、同事）共享快乐与忧伤

①极不同意；②很不同意；③稍不同意；④中立；⑤稍同意；⑥很同意；⑦极同意。

3. 我的家庭能够切实具体地给我帮助

①极不同意；②很不同意；③稍不同意；④中立；⑤稍同意；⑥很同意；⑦极同意。

4. 在需要时我能够从家庭获得感情上的帮助和支持

①极不同意；②很不同意；③稍不同意；④中立；⑤稍同意；⑥很同意；⑦极同意。

5. 当我有困难时有些人（领导、亲戚、同事）是安慰我的真正源泉

①极不同意；②很不同意；③稍不同意；④中立；⑤稍同意；⑥很同意；⑦极同意。

6. 我的朋友们能真正地帮助我

①极不同意；②很不同意；③稍不同意；④中立；⑤稍同意；⑥很同意；⑦极同意。

7. 在发生困难时我可以依靠我的朋友们

①极不同意；②很不同意；③稍不同意；④中立；⑤稍同意；⑥很同意；⑦极同意。

8. 我能与自己的家庭谈论我的难题

①极不同意；②很不同意；③稍不同意；④中立；⑤稍同意；⑥很同意；⑦极同意。

9. 我的朋友们能与我分享快乐与忧伤

①极不同意；②很不同意；③稍不同意；④中立；⑤稍同意；⑥很同意；⑦极同意。

10. 在我的生活中有些人（领导、亲戚、同事）关心着我的感情

①极不同意；②很不同意；③稍不同意；④中立；⑤稍同意；⑥很同意；⑦极同意。

11. 我的家庭能心甘情愿协助我做出各种决定

①极不同意；②很不同意；③稍不同意；④中立；⑤稍同意；⑥很同意；⑦极同意。

12. 我能与朋友们讨论自己的难题

①极不同意；②很不同意；③稍不同意；④中立；⑤稍同意；⑥很同意；⑦极同意。